Dr. med. Birgit Lühr

Natürlich durch die Wechseljahre

LEBENSINNOVATION.DE

Dr. med. Birgit Lühr
Natürlich durch die Wechseljahre
1. Auflage
Dr. med. Birgit Lühr
Christian-Rohlfs-Str. 31
58089 Hagen

ISBN 978-3-00-023851-2

http://www.lebensinnovation.de
e-mail: Dr.Luehr@lebensinnovation.de

Layout: Astrid Behrendt, Drachenmond Verlag, Leverkusen
Fotos: Heike Wippermann, Mix-Pix-Sell, Hagen
Druck: Masuhr Druck- und Verlags GmbH, Reinfeld (Holstein)

Wichtiger Hinweis:

Die Medizin und Ernährungswissenschaft unterliegen ständigem Wandel, Fortschritt und Weiterentwicklungen. Die Autorin hat sich bei den Inhalten des vorliegenden Buches an dem zum Zeitpunkt der Manuskriptlegung aktuellen Stand der Forschung orientiert. Sie hat große Sorgfalt darauf verwendet, dass alle Angaben dem derzeitigen Wissenstand entsprechen. Das gilt insbesondere zur Behandlung und medikamentösen Therapie. Das entbindet den Leser aber nicht, bei der Nutzung von Medikamenten oder Nahrungsergänzungsmitteln die Angaben anhand des Beipackzettels verwendeter Präparate und ggf. unter Zuziehung eines Spezialisten kritisch zu überprüfen. Alle Angaben im Buch können keine ärztliche Beratung ersetzen. Jede Medikamenteneinnahme und/ oder Dosierung erfolgt ausschließlich auf die Gefahr des Anwenders.

LEBENSINNOVATION.DE

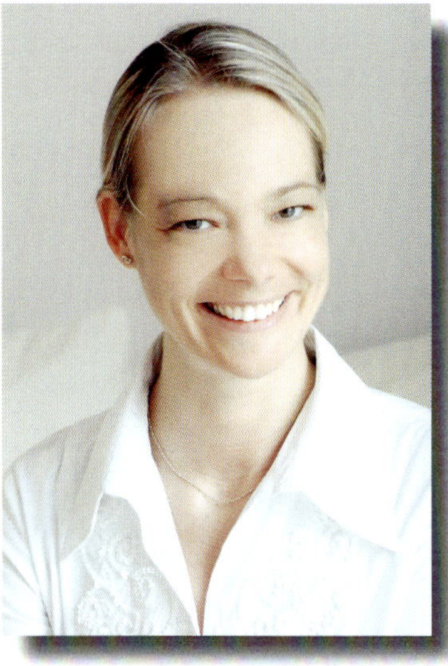

Zur Autorin

Dr. med. Birgit Lühr ist Deutschlands erste Heilärztin. Sie ist Fachärztin für Frauenheilkunde, Geburtshilfe und Akupunktur, sowie Heilerin. Medizin hat sie in Deutschland studiert. Schon zu Beginn ihres Studiums verbrachte sie viel Zeit in Mexiko zu Studienzwecken.

Sie ließ sich in Deutschland, Mexiko, Guatemala und Indien in nordamerikanischem und keltischem Schamanismus, sowie verschiedenen Meditationsformen ausbilden. Über die Jahre hinweg erfolgten Aufenthalte bei Aborigines und Schamanen in Europa, Nord-, Mittel- und Südamerika.

In ihrer Doktorarbeit erforschte sie die Akupunkturwirkung bei chronischen Rückenschmerzen nach Bandscheibenoperationen. Ihre Assistenzzeit verbrachte sie hauptsächlich in Australien, aber auch in Deutschland. Als Forscherin veröffentlichte und präsentierte sie ihre Erkenntnisse auf internationalen medizinischen Kongressen. Nach einer Oberarzttätigkeit in einem anthroposophischen Krankenhaus in Deutschland, baute sie hier eine Privatpraxis als Heilärztin auf.

In ihren therapeutischen Ansätzen integriert sie Schulmedizin, Psychologie und Heilwissen. Dies vermittelt sie auf einfache, verständliche Weise bei Kongressen und in ihren Büchern an ihre Patientinnen und Leserinnen.

Inhalt

Liebe Leserin,

Ich bin Deutschlands erste Heilärztin, das heißt ich vereine in mir die Fachärztin für Frauenheilkunde, Geburtshilfe und Akupunktur, sowie die Heilerin. In meinen therapeutischen Ansätzen integriere ich mein schulmedizinisches, psychologisches und heilerisches Wissen.

Für dieses Buch habe ich sehr ausführlich recherchiert, um mit Ihnen die neusten naturwissenschaftlichen Erkenntnisse über natürliche Alternativen zur Hormontherapie zu teilen. Dabei habe ich diejenigen Heilpflanzen ausgewählt, über die einerseits am meisten bekannt ist und die andererseits die besten Erfolge versprechen.

Es ist mir durchaus bewusst, dass der Markt auch Produkte mit anderen Wirkstoffen anbietet, konnte aber über diese nicht ausreichend belegte Informationen erhalten, um sie hier vorzustellen.

Dieses Buch ist an Frauen gerichtet, die sich Klarheit über die Möglichkeiten von natürlichen Therapien und den Wirkungen von Heilpflanzen bei Wechseljahresbeschwerden verschaffen möchten.

Alles Gute auf Ihrer persönlichen Entdeckungsreise und haben Sie Geduld mit sich und dem Prozess des Wandels!

Herzlichst,
Ihre

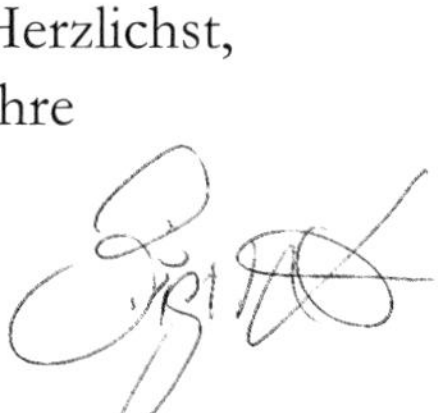

Dr. med. Birgit Lühr

Einleitung

Wechseljahresbeschwerden können so ausgeprägt sein, dass sie die Lebensqualität der Frau beeinflussen. Die klassische, schulmedizinische Hilfe ist die Hormonersatztherapie. In den letzten Jahren ist diese jedoch immer wieder in die Schlagzeilen geraten. Frauen sind auf mögliche Gesundheitsrisiken aufmerksam gemacht worden und außerdem verunsichert, was den eigentlichen Nutzen dieser Behandlung ausmacht. Aus diesen Gründen suchen immer mehr Frauen nach natürlichen Alternativen.

Therapien, die auf dem Gebrauch von Nahrungsmitteln oder pflanzlichen Wirkstoffen basieren, die eine östrogenartige Wirkung zeigen, sind die am häufigsten gesuchten Alternativen zu den Hormonen. Allerdings ist die Auswahl verwirrend und bei manchen Mitteln ist wenig über die Wirkstoffe, Risiken, Neben- oder Wechselwirkungen mit anderen Medikamenten bekannt.

Dieses Buch richtet sich an Frauen, die sich über natürliche Behandlungsmöglichkeiten für ihre Beschwerden informieren möchten. Es soll weder die Konsultation mit einem Arzt oder Heilpraktiker ersetzen, noch zur Selbsttherapie anregen. Vielmehr zeigt es Frauen die Möglichkeiten, aber auch die Begrenzungen der pflanzlichen Heilmittel auf.

Die Seele

Die Wechseljahre sind ein wichtiges Ereignis in dem Leben der Frau. Sie zeigen das Ende ihrer Fruchtbarkeit an. Je nach dem welche Bedeutung dieses Ereignis für eine Frau hat, sowie welche Erwartungen und Ängste sie mit diesem Abschnitt verbindet, wird ihr dieser Übergang mehr oder weniger leicht fallen.

Die individuelle Veranlagung der Frau, sowie vor allem ihre Einstellung und Fähigkeiten mit den Veränderungen umzugehen sind entscheidende Faktoren dafür, wie ausgeprägt ihre Wechseljahresbeschwerden sein werden. Im Allgemeinen kann man sagen, dass Frauen in zwei Lager geteilt sind. Die einen sehen die Wechseljahre als Krankheit an, während die anderen diese Zeit als natürlichen Übergang begreifen, der mit Hilfe von Lebensstilveränderungen wie Sport, Entspannung und ausgewogener Ernährung leichter wird.

In vieler Hinsicht ist dieser Abschnitt ein Abschied, der auch mit Gefühlen verbunden ist. Eine kinderlose Frau kann noch einmal mit ihrer Entscheidung, keine Kinder zu haben, konfrontiert werden und darüber traurig sein. Für andere Frauen wiederum ist es eine Erleichterung nicht mehr jeden Monat unter Periodenschmerzen oder starken Blutungen zu leiden. Es können Unsicherheiten auftreten. Sie mag sich fragen, ob sie wohl noch attraktiv für ihren Mann ist, denn mit den Wechseljahren verändern sich Haut, Haare, Brüste und die Scheide.

Emotionen, die in diesem Lebensabschnitt auftreten können sind Traurigkeit, Angst, Reizbarkeit, Kraftlosigkeit und Müdigkeit.

Diese Gefühle werden von Hormonschwankungen hervorgerufen und verstärkt. Meist sind es aber auch genau diejenigen Gefühle, die schon vor dem ‚Wechsel' in ihrem Leben immer wieder eine Rolle gespielt haben. Jetzt ist es an der Zeit sich damit auseinanderzusetzen.

In diesem Lebensabschnitt geht es um Selbstliebe, ‚Liebenswertigkeit' und das eigene Körperbild. Die Wechseljahre sind auch eine Zeit der Selbstbesinnung und Sinnfindung. Wer bin ich? Was ist meine Aufgabe in meinem Leben? Was kann ich tun? Was ist jetzt meine Aufgabe?

Viele Frauen haben sich mit der Roller der Mutter identifiziert und fühlen sich hilflos, überflüssig und orientierungslos, wenn die Kinder erwachsen werden und aus dem Haus gehen. Etwas, was häufig zeitgleich passiert, wenn die Wechseljahre vor der Tür stehen. Hat die Frau sich keine eigene Identität angeschafft, bevor die Kinder gekommen sind, wird sie spätestens jetzt mit der Frage nach dem Sinn ihres Lebens konfrontiert.

Die Zeit des Wechsels kann eine Zeit der Innenschau werden. Eine Zeit der liebevollen Selbstannahme. Eine Zeit, in der sie sich neu finden und Ausschau nach neuen Aufgaben halten kann. So hat sie die Möglichkeit eine neue Richtung für ihr Leben zu definieren. Endlich kommt die Zeit alles das zu tun, wovon sie schon die ganze Zeit geträumt hat. Jetzt kann sie sich selbst an die erste Stelle in ihrem Leben zu stellen. Erst wenn die Frau diesen Prozess durchlaufen hat, kann die Beziehung zu ihren Kindern auf eine neue Ebene gebracht werden. Es wird in dieser Zeit auch Veränderungen in der Beziehung zu ihrem Partner geben.

Der Mann hat oft Schwierigkeiten mit den Veränderungen seiner Partnerin. Sie kann ihm wesensfremd erscheinen. Die neue Selbstbestimmheit kann ihn verunsichern. Zeitgleich lässt seine Testosteron-Produktion nach. Auch er wird mit dem Älterwerden und der Frage seiner Nützlichkeit, seines Platzes – zu Hause, sowie in der Gesellschaft konfrontiert. Bei den Männern nennt man dies ‚mid-life-crisis'. Diese Krise ist meistens die männliche Menopause, auch als ‚Andropause' bezeichnet. Im Grunde ein Zeichen für seinen fallenden Testosteronspiegel. Er kann in dieser Phase depressiv und launisch werden oder neue Unsicherheiten bezüglich seiner äußeren Erscheinung entwickeln.

Es ist wichtig in dieser Zeit liebevoll und verständnisvoll mit sich selbst und dem anderen umzugehen. Dann kann eine Ehe sanft in einen neuen Abschnitt übergehen, eine neue Tiefe entwickeln.

Er kann ihr helfen ihre Unsicherheiten in Bezug auf ihr Körpergefühl zu überwinden. Sie kann ihm liebevolle Bestätigung entgegenbringen. Die Sexualität verändert sich häufig – jetzt geht es vielleicht mehr um das Kuscheln. Die Scheidentrockenheit macht ihr privates Paradies empfindlich und vielleicht schmerzt es sie. Ihre Lust und ihr Begehren äußern sich auf eine andere Weise. Vielleicht braucht sie mehr Gespräche, Aufmerksamkeit, mehr liebevolle Komplimente, das sichere Gefühl immer noch begehrenswert zu sein, mehr Ruhe und Erholung, mehr Unterstützung im Haushalt, etc. damit ihre Lust nach körperlicher Nähe wachsen kann.

Übrigens sind die Frauen in den nordamerikanisch-indianischen Kulturen erst nach den Wechseljahren in ihre volle Kraft als Heilerin und Medizinfrau getreten. Denn in der Zeit ihrer Fruchtbarkeit ist die Aufgabe der Frau die Familie zu tragen und für sie zu sorgen.

Der Menstruationszyklus

In jedem Menstruationszyklus reift ein Ei heran. Wird es nicht befruchtet, baut sich die Gebärmutterschleimhaut zwei Wochen später ab und die Periode beginnt.

Der erste Tag der Menstruation ist Tag 1. Der Zyklus endet mit dem letzten Tag vor der nächsten Blutung. Im Durchschnitt ist er 28, manchmal aber auch 23-35 Tage lang. Die Blutungen dauern 3-8 Tage in unterschiedlicher Stärke an. Manche Frauen verlieren nur wenig Blut, andere bluten stärker. Der Zyklus verändert sich im Laufe des Lebens, besonders auffällig häufig nach Absetzen der Pille, Geburten, Sterilisation, einschneidenden Lebensereignissen und zum Ende der Fruchtbarkeit.

Der Eisprung findet üblicherweise genau 14 Tage vor der Periode statt. Je nach Länge des Zyklus kann sie dann berechnen, wann ihr Eisprung ist (Zykluslänge minus 14 Tage). Viele Frauen spüren zur Zeit des Eisprungs ihren Unterleib. Das kann ein Ziehen in der rechten oder linken Leistengegend sein, aber auch ein krampfartiger Periodenschmerz im unteren Bauch oder Rücken.

Der monatliche Prozess der Eireifung, des Eisprungs und der Menstruation ist ein Zusammenspiel von Hypothalamus (Hirndrüse), Hypophyse (Hirnanhangdrüse) und Eierstöcken. Sie kommunizieren mit Hilfe von verschiedenen Hormonen miteinander.

Der Hypothalamus sondert stoßweise GnRH-Hormone (Gonadotropin Releasing Hormone = Gonadotropin-freisetzende Hormone) ab, die wiederum die Hypophyse zur Freisetzung der Gonadotropin-Hormone FSH und LH anregen.

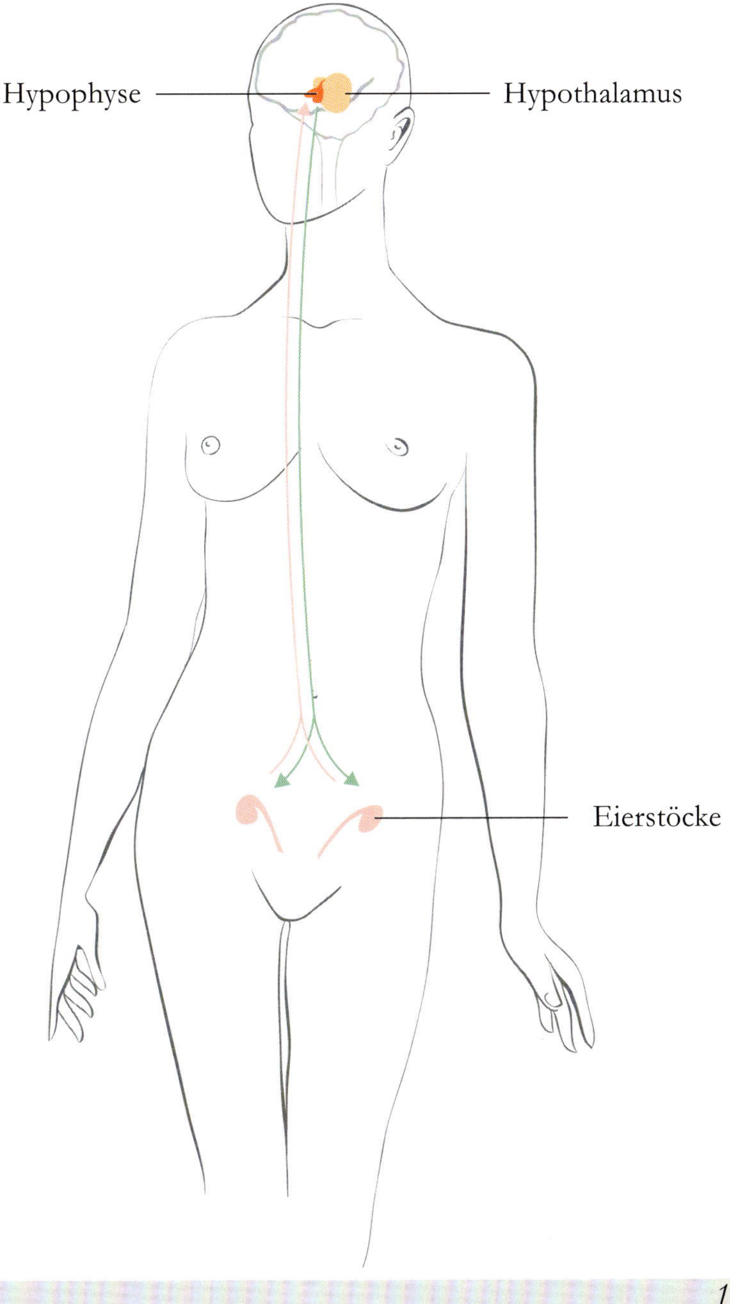
Hypophyse
Hypothalamus
Eierstöcke

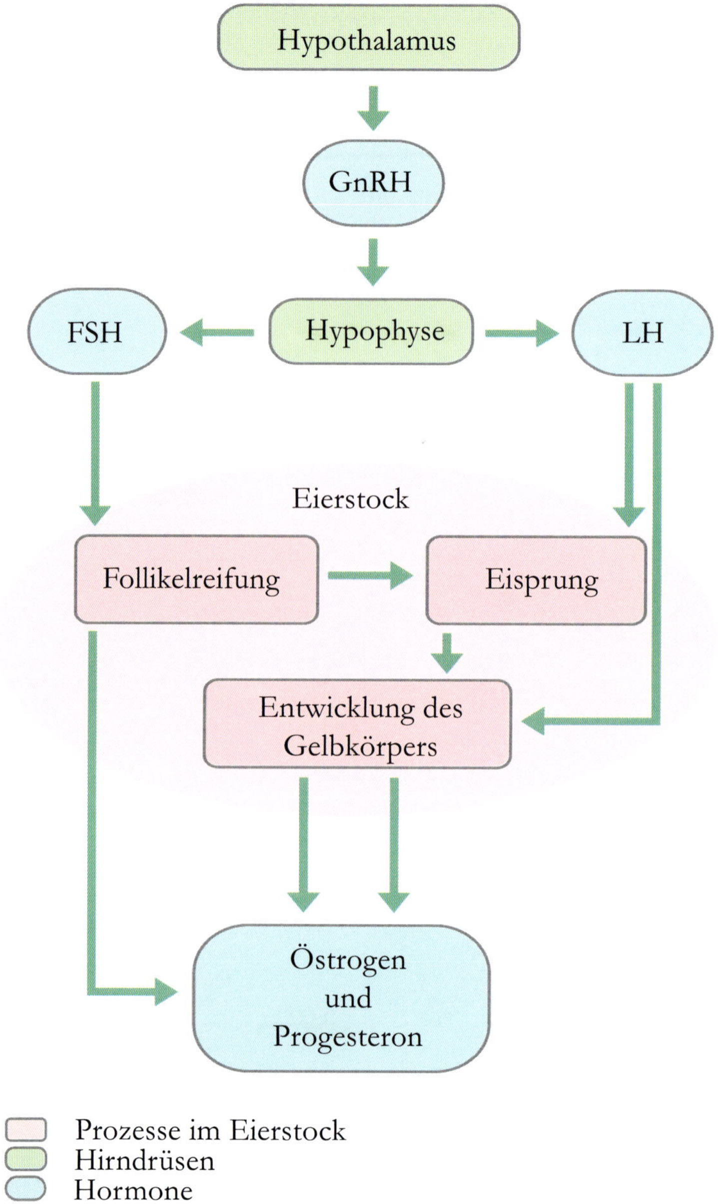
Hypothalamus
GnRH
FSH
Hypophyse
LH
Eierstock
Follikelreifung
Eisprung
Entwicklung des Gelbkörpers
Östrogen und Progesteron
Prozesse im Eierstock
Hirndrüsen
Hormone

Was im Eierstock passiert

Das FSH (Follikelstimulierendes Hormon) veranlasst das Wachstum der Primärfollikel in den Eierstöcken. Diese Follikel enthalten die Eizelle. Unter dem Einfluss von FSH wird der Follikel größer, bis schließlich eine flüssigkeitsgefüllte Höhle -der Sekundärfollikel- entstanden ist. Normalerweise erlangt nur ein Follikel pro Zyklus die vollständige Reife, die zum Eisprung führt.

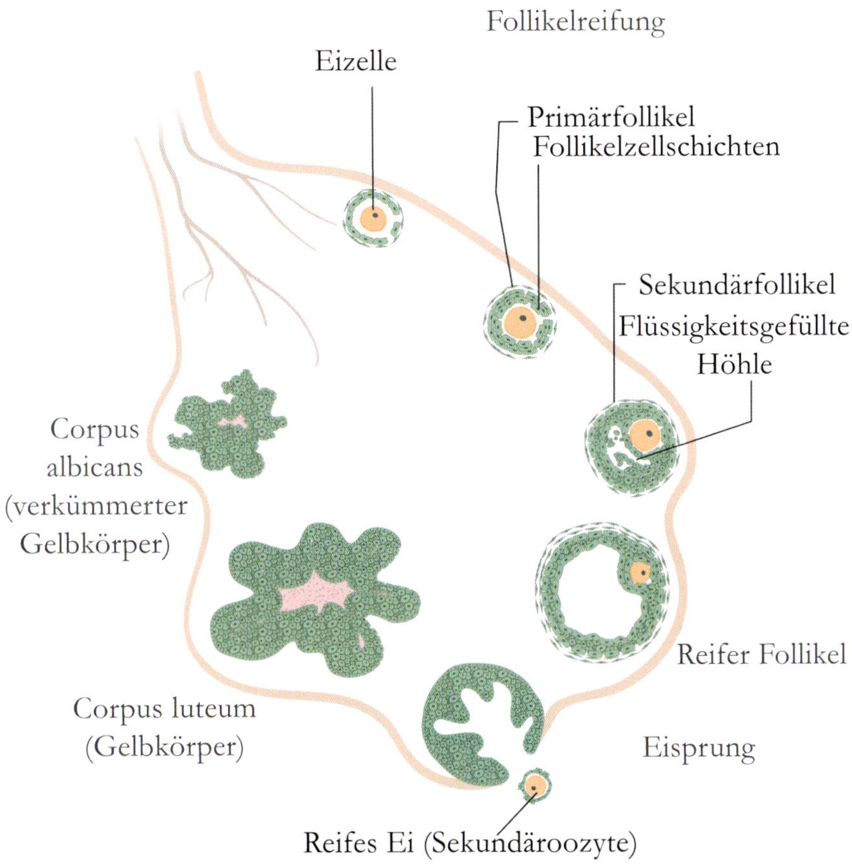

Der reife Follikel sitzt an der Eierstockoberfläche. Seine steigende Östrogenproduktion regt die Hypophyse schließlich dazu an das Hormon LH (Luteinisierendes Hormon = vergelblichendes Hormon) abzusondern. Das setzt den Impuls für den Eisprung: der Follikel platzt und die Eizelle wird freigesetzt.

Nach dem Eisprung entwickelt sich der geplatzte Follikel zum Corpus luteum – dem Gelbkörper. Dieser produziert die Hormone Progesteron und Östrogen.

Falls keine Befruchtung stattfindet, fällt der Gelbkörper in der zweiten Woche nach dem Eisprung langsam zusammen und die Östrogen- und Progesteronkonzentration im Blut sinkt. Dadurch wird die Hypophyse angeregt vermehrt FSH auszustoßen und der Zyklus beginnt erneut.

Was in der Gebärmutter passiert

Auch in der Gebärmutter finden hormonabhängige Veränderungen statt. Das Östrogen, das vom reifenden Eifollikel produziert wird, regt die Gebärmutterschleimhaut (Endometrium) zum Wachstum an. So bereitet sich die Gebärmutter auf eine mögliche Schwangerschaft vor. Erfolgt keine Befruchtung, wird die Schleimhaut abgebaut und es erfolgt eine Blutung.

Normaler Zyklus

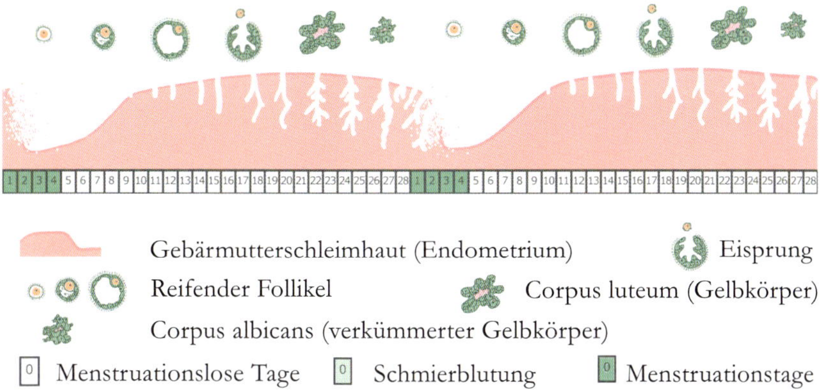

Die Eireifung findet über ca. 13 Tage statt. Am 14. Tag kommt es zum Eisprung. Danach bildet sich der Gelbkörper, der Progesteron produziert. Wird das Ei nicht befruchtet, baut sich die Gebärmutterschleimhaut ab und die Menstruation beginnt.

Die Wechseljahre

Zwischen dem 40. Lebensjahr und der letzten Menstruation wandelt sich die Eierstockfunktion allmählich. Der Zyklus verändert sich und kann unregelmäßig werden. Die Wechseljahre, auch Klimakterium genannt, sind der Zeitraum zwischen dem Beginn von typischen Beschwerden, unregelmäßigen Zyklen und der letzten Periode (Menopause) einschließlich der folgenden 12 Monate. Danach beginnt die Postmenopause.

Das Alter, in dem Frau durch die Wechseljahre geht, wird auch durch eine genetische Komponente bestimmt. Im Schnitt beginnt das Klimakterium mit 47 Jahren und dauert etwa vier Jahre. Die Menopause tritt durchschnittlich mit 51 Jahren ein. Bei starken Raucherinnen beginnen die Wechseljahre etwa zwei Jahre früher. Auch nach einer Gebärmutterentfernung kann der Wechsel früher stattfinden, es wird vermutet, dass die Blutversorgung der Eierstöcke durch die Operation beeinträchtigt wird. Das Erlöschen der Eierstockfunktion vor dem 40. Lebensjahr wird als vorzeitiges Klimakterium bezeichnet. Die Pille oder andere Hormonpräparate können das Erreichen der Menopause verdecken.

Hitzewallungen, die besonders in der ersten Zeit stark und unterbrechend sein können, vermehrtes Schwitzen, Nachtschweiß und Schlafstörungen sind die häufigsten Symptome des beginnenden Wechsels. Sie klingen nach der letzten Periode allmählich wieder ab. Manche Frauen bemerken zunehmende Stimmungsschwankungen oder fühlen sich müde und schlapp. Diese Beschwerden können auf einen zwischenzeitlichen Ausfall der Östrogenproduktion zurückgeführt werden.

Es gibt jedoch Frauen, die bis zuletzt regelmäßige Zyklen mit Eisprung haben und bei denen die Menopause ohne typische Symptome eintritt. Etwa 20% der Frauen mit unregelmäßigen Menstruationszyklen haben sonst keine anderen Wechseljahresbeschwerden. Dagegen leiden manche Frauen auch nach der letzten Periode noch unter Hitzewallungen oder Nachtschweiß. Für Jede sind die Übergänge anders. Ebenso unterschiedlich ist die Dauer, die zwischen Wochen und Jahren schwanken kann. Nach einer operativen Eierstockentfernung stellen sich die Veränderungen sehr viel schneller ein, die Beschwerden können plötzlicher und stärker auftreten.

Was mit den Hormonen passiert

Der zunehmende Ausfall der Eierstockfunktion führt zu einem Anstieg der Gonadotropine, besonders des FSH. Die Hirnanhangdrüse versucht den Eierstock zur Eireifung und damit zur Östrogenproduktion anzuregen. Durch den hohen FSH-Wert wird die Eireifungsphase kürzer, während die Gelbkörperphase gleichlang bleibt. Die Abstände zwischen zwei Perioden werden kleiner, die Blutungen sind oft stärker. Eine zunehmende Gelbkörperschwäche - verursacht durch die mangelnde Eireifung und dem dadurch fehlenden Östrogen - verkürzt den Menstruationszyklus weiter. Immer öfter findet kein Eisprung statt, bis schließlich die Abstände zwischen den Menstruationen länger werden.

Aufgrund der sporadisch und unregelmäßig stattfindenden Follikelreifung kann ein hoher Gonadotropinwert später wieder normal sein. Nach dem ersten starken Anstieg kommt es bei 60% der Frauen in den nächsten 30 Monaten noch vereinzelt zum Eisprung. Bei 10% aller Frauen über 45 Jahren ist selbst nach zwölf Monaten Blutungspause noch mit einem Eisprung zu rechnen. Dementsprechend sollten sie sich noch um passende Verhütung kümmern.

Die Ursache für die Menopause ist in den Eierstöcken selbst zu suchen – der Vorrat von Primärfollikeln im Eierstock ist völlig erschöpft. Nach der Menopause sind keine Follikel mehr im Eierstock zu finden.

Was in der Gebärmutter passiert

Der Anteil Zyklen, in denen kein Eisprung stattfindet, liegt mit 45 Jahren bei etwa 15%, nimmt aber im Alter ständig zu. Durch den fehlenden Eisprung entsteht kein Gelbkörper, der für die Progesteronproduktion verantwortlich ist. Dadurch blutet die Gebärmutterschleimhaut nicht mehr richtig ab. Das führt zu einem erhöhten Risiko einer Endometriumsverdickung, die unter widrigen Umständen die Basis für Gebärmutterkrebs bilden kann.

Zyklusveränderungen

Verkürzter Zyklus ohne Eisprung

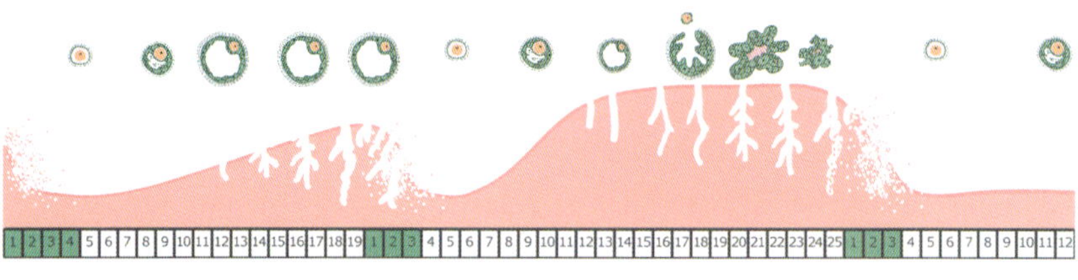

Die Eireifung findet über ca. 13 Tage statt. Am 14. Tag kommt es jedoch nicht zum Eisprung. Die Gebärmutterschleimhaut baut sich ab und es kommt zur verfrühten Menstruation.

Verlängerter Zyklus mit Eisprung

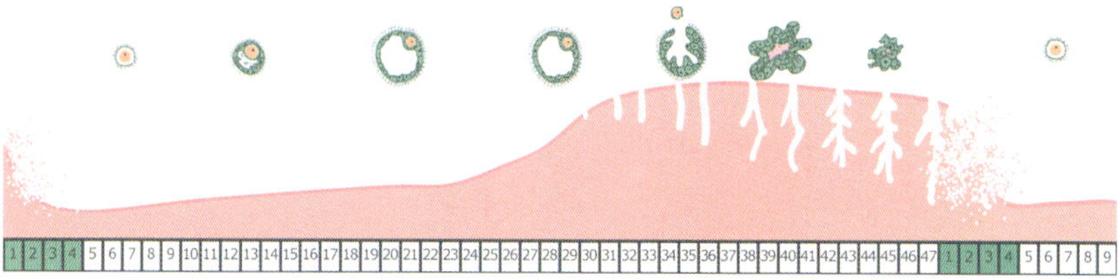

Die Eireifung ist verzögert. Es kommt erst am 35. Tag zum Eisprung und 14 Tage danach zur Menstruation.

Verlängerter Zyklus ohne Eisprung

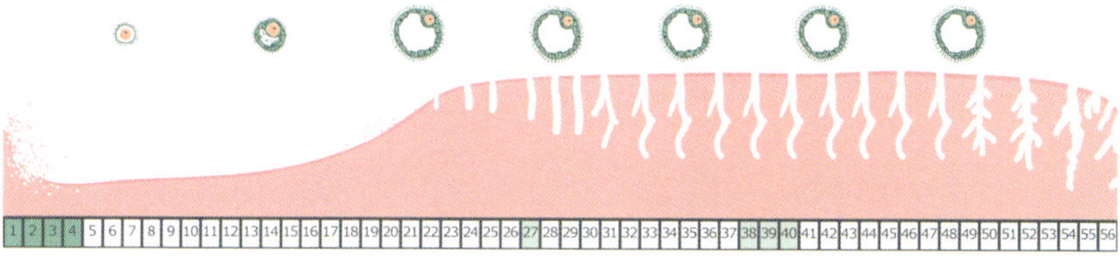

Die Eireifung ist verzögert. Es kommt jedoch nicht zum Eisprung. Die Gebärmutterschleimhaut baut sich auch nicht ab, bleibt hoch aufgebaut. Dadurch kommt es immer wieder zu Zwischenblutungen. Nach einigen Wochen findet dann eine starke Blutung statt, die bis zu mehreren Wochen anhalten kann.

Verlängerter Zyklus ohne Eisprung

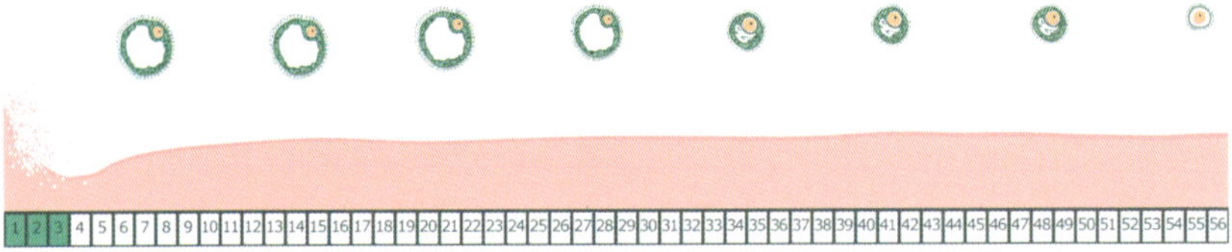

Bei einem verlängerten Zyklus kommt es noch zur Eireifung, es findet jedoch kein Eisprung mehr statt. Durch die fehlenden Hormone baut sich die Gebärmutterschleimhaut nicht mehr auf. Es findet keine Menstruation statt und das herangereifte Ei schrumpft nach einiger Zeit wieder.

Die Hormonschwankungen vor den Wechseljahren spiegeln sich in einem veränderten Menstruationszyklus wider. Er kann sich verkürzen oder verlängern, die Periode kann häufiger und stärker auftreten. Oft wird der Zyklus unregelmäßig. Manchmal findet ein Eisprung statt, manchmal aber auch nicht.

Reift ein Ei heran, ohne dass es zu einem Eisprung kommt, wird fortlaufend Östrogen produziert, was die Gebärmutterschleimhaut zum Wachsen anregt. Das ist die Ursache für verstärkte Menstruationen. Andererseits besteht ein Risiko, dass die Gebärmutterschleimhaut sich durch die starken Wachstumsimpulse verändert und eine Krebsvorstufe entsteht. Deswegen sollten ungewöhnlich verstärkte oder verlängerte, sowie unregelmäßige Blutungen bei Frauen, die älter als 40 Jahre sind, weitergehend untersucht werden. Bei Frauen, die nach der letzten Periode noch einmal bluten, kann in 10% der Fälle ein Gebärmutterkrebs vorliegen, auch wenn die Blutungen schwach sind.

Andere Ursachen für Blutungen nach der Menopause sind Polypen der Gebärmutterschleimhaut oder Myome (gutartige Muskelknoten). Vereinzelt kann es nach der letzten Periode noch zu einem Eisprung kommen. Die Blutung kann auch die Folge einer Hormoneinnahme sein. Vermehrt tritt dies bei einer Hormontherapie mit Östrogen auf.

Symptome

Etwa 70% der Frauen in den Wechseljahren und in der Postmenopause sind von typischen Beschwerden betroffen. In der medizinischen Fachsprache fasst man sie unter dem Begriff ‚Klimakterisches Syndrom' zusammen. Die häufigsten Symptome sind Hitzewallungen, Schweißausbrüche und Schlafstörungen.

Anteil der Frauen die unter folgenden Symptomen leiden:

- 70 - 80% Hitzewallungen, Schweißausbrüche
- 70% Kopfschmerzen
- 20% Schwindel
- 50% Schlafstörungen
- 90% Nervosität, Reizbarkeit
- 70% Depressive Verstimmung, Weinkrämpfe
- 65% Vergesslichkeit, Konzentrationsschwäche
- 80% Müdigkeit, Antriebslosigkeit, Leistungsabfall
- 60% Gewichtszunahme
- 50% Gelenk- und Muskelschmerzen
- 40% Verstopfung
- 40% Herzbeschwerden
- 25% Gefühlsstörungen ‚Ameisen auf der Haut'
- 30% verminderte Libido, Libidoverlust

Nach einer Eierstockentfernung stellen sich die Veränderungen viel rascher ein als bei der natürlichen Menopause. Auch wenn nach der letzten Periode keine Eireifung mehr im Eierstock stattfindet, produziert er noch das männliche Hormon Testosteron und in sehr geringen Mengen auch Östrogen. Sind die Eierstöcke entfernt worden, fällt diese Hormonproduktion aus. Der Mediziner bezeichnet die plötzliche Hormonveränderung nach der Operation als chirurgische Menopause.

Neurovegetative Symptome: Hitzewallungen, Nachtschweiß

In den westlichen Kulturen sind bis zu 80% der Frauen von Hitzewallungen betroffen. Sowohl die Häufigkeit, als auch die Schwere der Wechseljahresbeschwerden sind in verschiedenen Kulturen unterschiedlich. Weniger als 10% der Japanerinnen leiden unter Hitzewallungen. Auch in anderen Südostasiatischen Ländern sind es sehr viel weniger Frauen als im westlichen Raum.

Obwohl die Ursache von Hitzewallungen noch nicht genau bekannt ist, wird angenommen, dass sie die Reaktion des Gehirns auf die Hormonschwankungen sind, die während des Klimakteriums typisch sind. Zu den Reaktionen des Nervensystems auf die abfallenden Hormonspiegel gehören neben Hitzewallungen und starkem Schwitzen auch Kopfschmerzen, Schwindel, Herzstolpern (Herzrhythmusstörungen) und Ohrensausen (Tinnitus).

Hitzewallungen kündigen sich häufig durch Druckgefühl im Kopf und gewisses Unbehagen an. Sie werden als plötzliche Hitze im Gesicht, Nacken und Brustkorb beschrieben. Sie können von Hautrötungen und Schweißausbrüchen begleitet werden. Meist folgt ihnen ein Gefühl des Frierens. Hitzewallungen, die nachts auftauchen, werden als Nachtschweiß bezeichnet und sind häufig mit

Schlafstörungen verbunden. Daraus resultieren Müdigkeit und verminderte Leistungsfähigkeit tagsüber. Die Schlafstörungen können eine erhebliche Einschränkung der Lebensqualität verursachen. Sie beeinträchtigen die allgemeine Stimmung und Belastungsfähigkeit. Der mangelnde Schlaf kann sowohl körperliche Beschwerden verursachen, als auch verstärken.

Die Hitzewallungen können spontan und unvorbereitet kommen. Sie schwanken in Häufigkeit, Dauer und Stärke. Eine Hitzewallung kann wenige Sekunden oder bis hin zu einer Stunde andauern. Die Mehrheit der Frauen (80%) leidet länger als ein Jahr unter Hitzewallungen, ein Viertel bis zur Hälfte aller sogar länger als fünf Jahre. Manche Frauen haben sie auch nur wenige Wochen.

Einflussfaktoren, die Hitzewallungen hervorrufen können:

- emotionaler Stress, inklusive Aufregung, Freude und Ärger
- Alkohol
- Kaffee
- heiße Speisen und Getränke
- warme Umgebungstemperatur

Es gibt übrigens keinen Unterschied in der Östrogenkonzentration im Blut zwischen Frauen, die unter Hitzewallungen leiden und denen, die nicht betroffen sind.

Nerven und Psyche

Der Östrogenmangel verursacht eine verminderte Durchblutung des Gehirns. Das kann zu Gedächtnisschwäche oder Konzentrations- oder Lernschwierigkeiten führen. Es besteht unter Umständen die Gefahr, dass die mangelnde Durchblutung einen Schlaganfall auslöst oder die Manifestation der Alzheimer Erkrankung sich beschleunigt. Die wechselnden Hormonspiegel beeinflussen das seelische Wohlgefühl. Gesteigerte Nervosität, Reizbarkeit, Angst, depressive Verstimmungen, Schlaflosigkeit und Müdigkeit treten vermehrt auf. Vermutlich verursacht der Östrogenmangel einen Abfall des Glückshormons Serotonin im Gehirn und erhöht so die Sensibilität der Frau gegenüber äußeren, emotionalen Einflüssen. Über die Hälfte der Frauen leidet in den Wechseljahren und in den ersten Jahren der letzten Periode unter diesen Stimmungsschwankungen.

Östrogene haben einen erregenden, aktivierenden Effekt auf das Nervensystem. Sie wirken euphorisierend, anregend und antidepressiv. Sie verbessern Kurzzeitgedächtnis, Lern- und Konzentrationsfähigkeit.

Scheide und Sexualität

Die Scheide reagiert empfindlich auf einen Östrogenmangel. Durch die verminderte Durchblutung trocknet die Scheide aus, das Scheidengewebe bildet sich zurück und verliert seine Fähigkeit Wasser zu speichern. Auch der Gebärmutterhals produziert weniger Schleim, was die Austrocknung fördert. Bei Frauen, die keine Gebärmutter mehr haben, kann dieser Effekt noch stärker auftreten. Die trockene Scheide kann sich in einem Gefühl von Brennen oder Juckreiz äußern. Auch ein vermehrter Harndrang kann auftreten. Beim Verkehr kann es zu Verletzungen oder Schmerzen kommen, was die Sexualität beeinträchtigt.

Der dauerhafte Östrogenmangel begünstigt die Veränderung der Scheidenflora. Die schützenden Milchsäurebakterien finden keine Basis mehr in der trockenen Scheide, deswegen treten vermehrt

Infektionen mit Pilzen (Candida) oder Darmbakterien (E.coli) auf. Blasenentzündungen werden ebenfalls durch das veränderte Scheidenmilieu begünstigt. Die Scheide kann sich jedoch auch ohne Bakterien entzünden – in dem Fall verursacht die Trockenheit vermehrten Ausfluss, oberflächliche Hautabschürfungen und Blutungen.

Die Scheidenhaut reagiert sehr empfindlich bereits auf schwache Östrogeneinflüsse und kann sich sehr schnell wieder erholen, wenn Östrogen von außen zugeführt wird. Ein direkter Einfluss des Östrogenabfalls auf die Libido ist nicht zu erkennen. Ein Libidoverlust nach einer Eierstockentfernung ist auf den Abfall des Hormons Testosteron zurückzuführen. Das Nachlassen des sexuellen Interesses wird auch von Partnerkonflikten, Selbstwert- und Attraktivitätsverlust, dem Fehlen eines geeigneten Partners und von körperlichen Behinderungen beeinflusst.

Wichtig: Auch bei einem ausgeprägten Östrogenmangel bleibt die Frau orgasmusfähig!

Harntrakt

Auch im Harntrakt bildet das Körpergewebe sich zurück und verliert seine Fähigkeit Wasser zu speichern. Diese Veränderungen können Entzündungen der Harnröhre und Blase verursachen, sowie eine Blasenschwäche (Inkontinenz). Erschlafft das Muskelgewebe des Beckenbodens, das Blase und Gebärmutter an ihren Plätzen hält, kann es zu einem Vorfall der Blase und/ oder der Gebärmutter kommen. Oft ist mit einem Vorfall eine Blasenschwäche verbunden.

Durch die Veränderung des Blasengewebes können Störungen beim Wasserlassen auftreten. Dies äußert sich als Brennen, vermehrten Harndrang, häufiges Wasserlassen, nächtliches Wasserlassen, Reizblase, Blasenschwäche, vermehrte Blasenentzündungen. Etwa die Hälfte aller Frauen in und nach den Wechseljahren leiden unter einer Blasenschwäche, die vor allem bei Belastung auftritt, wie beim Lachen, Niesen, Husten oder Treppensteigen. Beschwerden treten häufig schon vor dem Wechsel auf.

Langfristige Folgen des Östrogenmangels

Das allmähliche Erlöschen der Eierstockfunktion in den Wechseljahren ist mit einer fallenden Östrogen- und Progesteronproduktion und schließlich einem dauerhaften Östrogenmangel verbunden. Dies wirkt sich auf den weiblichen Körper aus. Es ist allerdings schwierig zwischen den Folgen des Östrogenmangels und den körperlichen Veränderungen des natürlichen Alterns zu unterscheiden.

Allgemeine Veränderungen

Die allgemeine Durchblutung nimmt ab. Das Körpergewebe, die Haut und Schleimhäute trocknen aus. Das Bindegewebe wird vermehrt abgebaut: Brust, Gebärmutter, Gebärmutterhals und Scheide schrumpfen.

Östrogenmangel führt auch zu Veränderungen der Mund- und Naseschleimhaut und erzeugt dort das Gefühl von Trockenheit. Es können Probleme mit Kontaktlinsen auftreten, weil die Tränendrüsen weniger Tränenflüssigkeit produzieren und durch Veränderungen der Bindhaut der Augen. Auch mit der Zahnprothese können Probleme auftreten durch Veränderung der Knochenstruktur des Kiefers.

Auswirkungen auf die Haut

Das Bindegewebe wird vermehrt abgebaut. Die Haut wird trocken, dünn und verliert ihre Elastizität. Hauterneuerung ist stark beeinträchtigt und die Fähigkeit zur Wundheilung lässt nach. Diese Veränderungen werden durch Sonnenlicht verstärkt. UV-Licht hat eine weitaus schädigendere Wirkung als bei jüngeren Frauen. Für Frauen in den Wechseljahren wird Sonneschutz noch wichtiger. Dieses muss besonders bei der Einnahme von Pflanzenpräparaten die Johanniskraut enthalten beachtet werden!

Auswirkungen auf die Haare

In den Wechseljahren liegt vor allem ein Östrogenmangel vor, das männliche Hormon Testosteron fällt in der Regel jedoch nicht ab, so dass es zu einer vermehrten Androgenwirkung an den Haarfollikel kommt. Dadurch kann vermehrte Behaarung auftreten, aber auch Haarausfall.

Brust

Das Brustgewebe schrumpft. Der Anteil des Drüsengewebes nimmt drastisch ab, das Binde- und Fettgewebe in der Brust zu. Das Vorkommen von Brustkrebs steigt.

Risikofaktoren für Brustkrebs sind:

- Brustkrebs oder Krebsvorstufe in der Vorgeschichte
- familiäre Belastung
- frühe erste Regel
- späte Menopause
- Kinderlosigkeit
- späte erste ausgetragene Schwangerschaft (älter als 30 Jahre)

Knochen - Osteoporose

Bei etwa einem Drittel der Frauen beschleunigt sich der altersabhängige Verlust der Knochenmasse, es entsteht Osteoporose. Diese führt zu einer zunehmenden Krankheitsanfälligkeit in Form von Knochenbrüchen, vor allem im Bereich der Wirbelkörper und des Oberschenkelhalses.

Etwa ein Drittel aller Frauen nach den Wechseljahren, insgesamt ca. fünf Millionen in Deutschland, sind von einer Osteoporose betroffen. Von ihnen erleidet die Hälfte einen Knochbruch. Dadurch verschlechtert sich die Lebensqualität. Östrogenmangelbedingte Osteoporose kann bereits vor den Wechseljahren auftreten.

Risikofaktoren für eine Osteoporose sind:

- familiäre Belastung
- Östrogenmangel, frühe Menopause
- späte erste Regel
- langfristige ausbleibende Menstruation
- Bewegungsmangel
- Mangel an Kalzium und Vitamin D
- Schilddrüsenüberfunktion
- Einnahme von Kortison
- Rauchen
- vermehrter Kaffee- oder Alkoholkonsum
- Untergewicht

Gelenke und Muskeln

Die Veränderung der Knorpelstruktur und die allgemein verminderte Durchblutung fördern das Auftreten von Gelenkerkrankungen. Dabei handelt es sich vor allem um rheumatische Erkrankungen und verschleißbedingte Gelenkerkrankungen. Insbesondere Hüfte und Knie sind davon betroffen. Die Schwere der Erkrankung korreliert mit den Wechseljahresbeschwerden. Östrogenmangel scheint Arthrose und Gelenkentzündungen zu fördern, vermutlich durch eine beschleunigte Schädigung des Knorpels.

Fettstoffwechsel, Arteriosklerose und Herz-Kreislauf

Herz- und Kreislauferkrankungen sind nach wie vor die häufigsten Todesursachen beim Mann und auch der Frau. Mehr als die Hälfte der Frauen stirbt am Herzinfarkt. Die Häufigkeit des Herzinfarktes steigt nach Menopause stark an.

Östrogen hat einen erweiternden Effekt auf die Arterien, fördert die Durchblutung und stabilisiert den Blutdruck. Nach der Menopause erfolgt eine allmähliche Engerstellung der Arterien, dadurch verringert sich die Durchblutung im ganzen Körper.

Der Östrogenmangel führt gleichzeitig zur Erhöhung des Cholesterinspiegels und der Blutfette. Dadurch beschleunigt sich die Entwicklung der Verkalkung der Blutgefäße (Arteriosklerose). Außerdem wird vermehrt Fett in den Körper eingelagert, was zu Übergewicht führt.

Folge sind die starke Zunahme von Schlaganfall, Herz-Kreislauf-Erkrankungen und Herzinfarkt nach der Menopause. Östrogenmangelbedingte Arteriosklerose kann bereits vor den Wechseljahren auftreten. Das Risiko von Erkrankungen, die durch eine verminderte Durchblutung verursacht werden wächst mit Dauer des Östrogenmangels.

Risikofaktoren für Thrombosen sind:

- Thrombose in der Vorgeschichte
- familiäre Belastung
- längerer Bewegungsmangel (Immobilisation)
- ausgeprägtes Übergewicht
- Venenentzündung
- ausgeprägte Krampfadern

Therapie

Das Ziel der meisten Wechseljahrestherapien ist es die Hitzewallungen zu lindern und das Hormongleichgewicht wieder herzustellen. Beschwerden, die durch einen Hormonmangel ausgelöst oder verstärkt werden, lassen sich in der Regel mit Hilfe einer passenden Behandlung bessern oder beheben.

Therapiemöglichkeiten

- Lebensstilveränderungen *oder* alternative Therapien
- Lebensstilveränderungen *und* alternative Therapien
- Hormonersatztherapie

Bei leichten Hitzewallungen sind Lebensstilanpassungen wie regelmäßiger Sport, Ernährungsumstellung und Entspannung zu befürworten. Diese Maßnahmen können für sich allein stehen oder mit einem nicht verschreibungspflichtigen Heilmittel kombiniert werden. Dieses Buch informiert Sie über Ihre Wahlmöglichkeiten. Eine Behandlung mit Heilpflanzen braucht oft Zeit, bevor ihre volle Wirkung abgeschätzt werden kann. Dafür sollten etwa zwölf Wochen Geduld aufgebracht werden.

Frauen mit leichten oder mittelstarken Symptomen sollten zuallererst versuchen ihre Beschwerden mit Hilfe von Lebensstilveränderungen in Kombination mit natürlichen Therapien zu lindern. Hormonersatztherapie sollte ausschließlich für Frauen reserviert bleiben, die unter ausgeprägt starken Wechseljahresbeschwerden leiden oder die ein hohes Risiko für Osteoporose haben.

Der Arzt erfasst in einem Gespräch die individuellen Bedürfnisse der Frau und ihr Risikoprofil. Dann sollte er mit ihr zusammen überlegen, welche Behandlungsform am Besten geeignet ist. Die Notwendigkeit einer Therapie sollte immer in regelmäßigen Abständen überprüft werden, da die Hitzewallungen im Laufe der Zeit nachlassen. Das tun sie übrigens auch ganz ohne Therapie.

Lebensstilveränderungen

Lebensstilveränderungen, die das Körpergewicht halten oder reduzieren, können Herz-Kreislauf-Krankheiten und der Entwicklung von Zuckerkrankheit (Diabetes) vorbeugen. Zu diesen Maßnahmen gehören tägliche körperliche Bewegung, Sport mit einem Schwerpunkt auf Gewichtstraining, sowie das Vermeiden von Rauchen und übermäßigen Alkoholkonsum. Diese einfachen Veränderungen im Lebensstil halten fit, verlangsamen den Alterungsprozess und mildern die meisten Wechseljahresbeschwerden! Außerdem schützen sie vor Knochenabbau, lange bevor der Knochenverlust durch einen Östrogenmangel anfängt.

Ausgewogene Ernährung

- schützt die Knochen
- fördert die Verdauung
- stabilisiert das Gewicht
- hält die Haut jung
- unterstützt das Haarwachstum
- stabilisiert das seelische Wohlbefinden
- sorgt für Vitalität

Eine ausgewogene Ernährung in den Wechseljahren sollte reich an Ballaststoffen, Vitamin D und Calcium sein, sowie frisches Gemüse und Obst enthalten. Fette sollten vermieden werden. Wissenschaftliche Studien weisen darauf hin, dass Ernährung mit hoher Kalorienzufuhr oder hohem Fettanteil mit einem erhöhten Risiko für Herz-Kreislauf-Krankheiten, Zuckerkrankheit, Krebs und Demenz verbunden ist.

Nahrungsergänzungsmittel

Nahrungsergänzungsmittel können die Ernährung mit zusätzlichen Vitalstoffen unterstützen. Je nach Inhaltsstoffen können sie

- die Knochen schützen
- die Verdauung fördern
- die Haut jung halten
- das Haarwachstum fördern

Heilpflanzen

Pflanzen enthalten Wirkstoffe, die im Körper eine bestimmte Wirkung entfalten. Viele schulmedizinische, künstlich hergestellte Medikamente, beruhen auf Inhaltsstoffen, die ursprünglich aus Heilpflanzen gewonnen worden sind. Pflanzen

- helfen bei leichten und mittelschweren Depressionen
- reduzieren Hitzewallungen
- stellen das Hormongleichgewicht wieder her
- können Ängste auflösen
- Nervosität lindern
- den Schlaf fördern
- Lust bringen
- die Verdauung anregen

Körperliche Bewegung und Sport

- hebt die Stimmung
- ist gut bei Depressionen
- reduziert Hitzewallungen
- stärkt die Muskeln
- schützt die Knochen vor dem Abbau
- stabilisiert das Gewicht
- gibt Vitalität
- beugt Herzkrankheiten und der Zuckerkrankheit vor
- hilft zu entspannen

Sport regt den Körper dazu an Glückshormone zu produzieren. Regelmäßige körperliche Bewegung verbessert das seelische Wohlbefinden und hat einen ausgesprochen positiven Einfluss auf depressive Verstimmungen. Außerdem ist es bewiesen, dass körperlich aktive Frauen seltener und weniger starke Hitzewallungen erleben, als nicht-aktive Frauen. Jedoch muss der Sport regelmäßig ausgeführt werden, damit er diesen Effekt hat. Wird Sport nur gelegentlich praktiziert, können Hitzewallungen verstärkt werden.

Körperliche Belastung mit Gewichten verleiht körperliche Kraft und wirkt Muskelschwund entgegen. Wissenschaftliche Studien haben gezeigt, dass Gewichtstraining vor Knochenabbau schützt und somit eine optimale Vorbeugung gegen Osteoporose ist.

Entspannungstechniken

- stabilisieren das seelische Wohlbefinden
- sind Nahrung für die Seele
- helfen bei Stress und Reizbarkeit
- reduzieren Hitzewallungen
- fördern erholsamen Schlaf
- lindern Muskel- und Gelenkschmerzen

Techniken wie Autogenes Training helfen hervorragend bei der Entspannung. Da Stress Hitzewallungen fördert, ist Entspannung ein wichtiger Bestandteil der alternativen Therapien. Empfehlenswert ist auch das Yoga, das über sanfte Bewegungen die Seele entspannt und in der Lage ist aufgewühlte Gefühle auszugleichen. Jede Frau sollte sich ihre ganz individuellen Entspannungsstrategien suchen. Manchmal hilft auch ein Waldspaziergang oder ein Bad bei Kerzenschein. Regelmäßige Entspannung sollte in den Tagesablauf integriert werden.

Akupunktur

Akupunktur ist eine Therapie der traditionellen chinesischen Medizin, die mit Hilfe von feinen Nadeln das Gleichgewicht im Körper wieder herstellt. Akupunktur

- reduziert Hitzewallungen
- stabilisiert die Hormone
- hilft beim Gewichtsmanagement
- stabilisiert das seelische Wohlbefinden
- hilft bei Muskel- und Gelenkschmerzen
- fördert den erholsamen Schlaf
- entspannt

Hormontherapie

Die Hormon-Ersatz-Therapie ist eine effektive Behandlung um die Wechseljahresbeschwerden zu lindern. Wegen der möglichen Nebenwirkungen wird jedoch empfohlen, Hormone nur in geringer Dosierung und über einen kurzen Zeitraum einzunehmen.

Häufige Nebenwirkungen sind:

- Brustspannung
- Blähungen, Magen-Darm-Beschwerden
- Blutklumpenbildung
- Zwischenblutungen
- Gewichtszunahme
- Wassereinlagerungen

Eine Hormontherapie darf bei folgenden Umständen nicht in Betracht gezogen werden:

- ungeklärte Blutung
- Brustkrebs
- bestehende Blutklumpen (Thrombose)

Eine Hormontherapie sollte in folgenden Umständen nur unter sorgfältiger Beachtung aller Risiken und Nutzen nach unbedingter Absprache mit einem Frauenarzt in Betracht gezogen werden:

- schwere Lebererkrankung
- Gallensteine
- Bauchspeicheldrüsenentzündung
- Herzkrankheit
- erhöhte Blutfettwerte
- Magen-Darm-Beschwerden

- erhöhter Blutdruck bei Östrogeneinnahme
- Blutgerinnselbildung bei Östrogeneinnahme
- Neigung zur Blutklumpenbildung
- Myome
- Endometriose
- Epilepsie

Östrogenrezeptoren

Östrogen wirkt über ein Schlüssel-Schloss-Prinzip auf das Körpergewebe ein. Das Hormon (Schlüssel) bindet sich an Zellrezeptoren (Schloss) und löst über diesen Weg eine bestimmte Reaktion in den Zellen aus – das Schloss öffnet sich. So wird das Gewebe beispielsweise zum Wachstum oder zur Hormonproduktion angeregt. Man unterscheidet zwei verschiedene Typen: Alpha (α)- und Beta (β)-Rezeptoren. In den verschiedenen Zielorganen sind hauptsächlich die einen oder anderen vorhanden.

Das Brustgewebe und die Gebärmutter enthalten vor allem α -Rezeptoren, während Knochen, Herz, Arterien oder Gehirn hauptsächlich β-Rezeptoren besitzen.

Je nachdem, ob ein Wirkstoff vorzugsweise an die α- oder β-Rezeptoren bindet, werden entweder Brust und Gebärmuttergewebe angeregt oder die Knochen, Herz, Arterien und Gehirn. Die Wirkstoffe der pflanzlichen Östrogene aktivieren hauptsächlich die β-Rezeptoren.

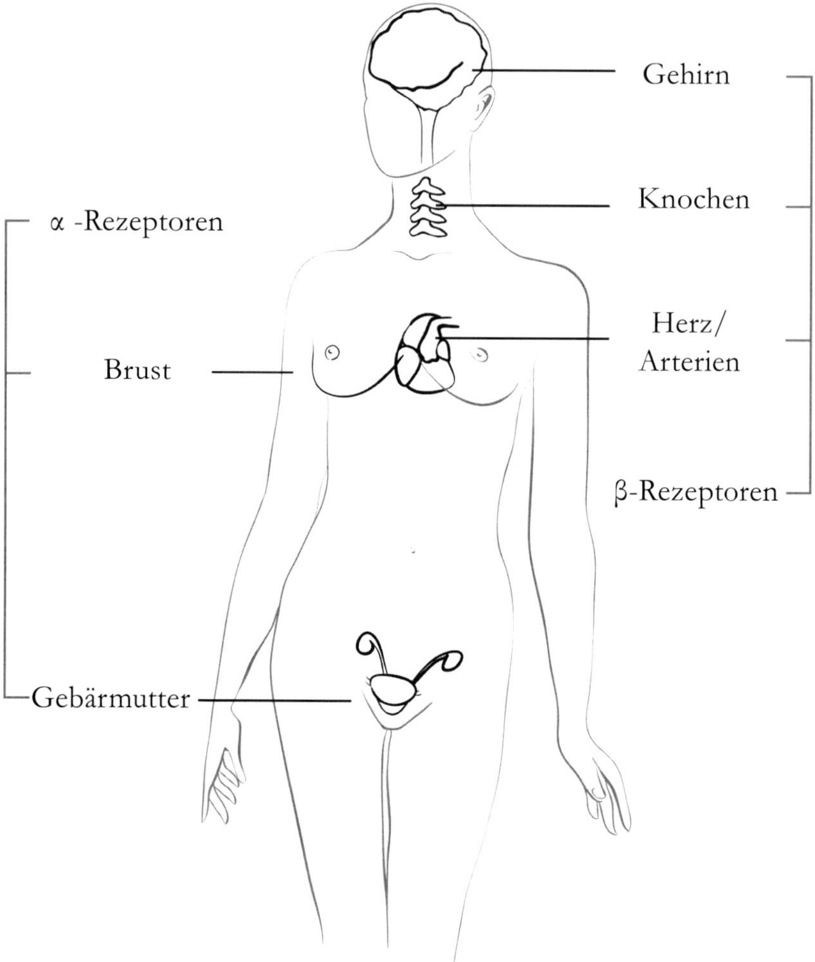

Auch nach der letzten Periode enthält die Gebärmutterschleimhaut noch Östrogenrezeptoren, so dass eine Hormontherapie zu einem Wachstum der Schleimhaut führen kann. Deswegen sollte bei der Einnahme von Hormonen die Gebärmutter regelmäßig untersucht werden.

Akupunktur - Traditionelle chinesische Medizin (TCM)

Geschichte

Die traditionelle chinesische Medizin ist wohl die älteste bekannte Medizinlehre der Welt. Ihre schriftliche Überlieferung ist rund 2.000 Jahre alt, jedoch lassen sich ihre Wurzeln bis zu den ersten chinesischen Dynastien über 4000 Jahre zurückverfolgen. Über die Jahrtausende hinweg hat die chinesische Medizin ein herausragendes Wissen auf der Basis von genauer Beobachtung der Natur und praktischen Erfahrungen entwickelt. Dies hatte eine ganzheitliche Medizin zur Folge, die über die Generationen als Familiengeheimnis weitergegeben wurde.

Stärken der chinesischen Medizin

Der Vorbeugung von Krankheiten wurde in der TCM schon immer große Bedeutung beigemessen, denn der Heilkundige wurde nur honoriert, wenn der Patient gesund blieb. In China gilt der Satz: ‚Um eine Krankheit zu behandeln bedarf es keines großen Arztes, um die Gesundheit zu erhalten aber eines wahren Meisters.'

Die Stärke der chinesischen Medizin liegt in dem Vermögen eine Funktionsstörung zu entdecken, bevor die Krankheit auftritt. Sie sucht nach Schwächen, die im Laufe der Zeit zu einer körperlichen Krankheit führen. So kann der chinesische Arzt Diagnosen stellen, wenn für die westliche Medizin noch kein Krankheitsbild besteht, weil alle organischen Funktionen und Laborwerte in Ordnung sind.

Die Schulmedizin kann erst dann eingreifen, wenn die Krankheit sich manifestiert hat. Sie ist mehr auf Behandlung von Krankheiten ausgerichtet als auf deren Vorbeugung. Angesichts der Krise unseres Gesundheitssystems kommt der Prophylaxe heutzutage eine besondere Bedeutung zu. Die chinesische Medizin könnte einen wertvollen Beitrag zur Entlastung leisten.

Grundlagen der chinesischen Medizin

Qi – die universelle Lebensenergie

Das Konzept des Qi steht im Mittelpunkt der chinesischen Medizin. Qi bedeutet ‚Lebensenergie'. Das gesamte Leben wird durch Qi bestimmt. Es ist unsichtbar, nicht messbar, und auch nicht zu isolieren.

Ist genügend Qi vorhanden, fühlt sich der Mensch fit und leistungsfähig, voller Kraft und Ausdauer. Fehlendes Qi macht sich durch Kraftlosigkeit und schnelle Ermüdung bei geistigen und körperlichen Aktivitäten bemerkbar. Qi-Mangel kann sowohl zu Depression und Ängsten, als auch zu körperlichen Symptomen und Krankheiten führen.

Yin und Yang

Yin und Yang drücken unterschiedliche Qualitäten des Qi aus. Sie sind das philosophische Konzept von zwei Gegensätzen. Eigenschaften wie Kälte, Ruhe und sich nähren werden mit Yin verbunden. Yang wird dagegen mit Hitze, Anregung, Bewegung und Aktivität assoziiert.

Tag und Nacht, Aktivität und Ruhe, Ein- und Ausatmen, Geben und Nehmen sind Ausdrücke von Yin und Yang. Sind die beiden Gegensätze im menschlichen Körper ausgeglichen, dann kann das Qi harmonisch fließen und der Mensch ist glücklich und gesund.

Yin-Tätigkeiten wie Ruhe, Entspannung und Schlaf füllen den Vorrat des Qi auf. Yang-Aktivitäten wie Arbeit, Sport und Feiern verbrauchen Qi. Eine Überbetonung der Yin-Aspekte führt zu Kraftlosigkeit und Lethargie. Schwelgen im Yang - exzessive Yang-Aktivitäten - führen zu einem Burn-out.

Der Körper verkraftet es nicht über längere Zeit mehr zu verbrauchen als nachzufüllen. Folglich können Muskel-, Gelenk-, Knochen-, Herz- oder Nierenbeschwerden auftreten, die so gravierend wie ein Herzinfarkt sein können. Um dies zu vermeiden ist es wichtig im Alltagsleben eine Balance zwischen dem Nähren unseres inneren Selbst (Yin) und äußerer Geschäftigkeit (Yang) zu finden und im Einklang mit unseren eigenen Rhythmen und Bedürfnissen zu leben.

Gesundheit und Krankheit aus östlicher Sicht

Innere Balance, Rhythmus und Harmonie in allen Lebensbereichen sind aus der traditionellen chinesischen Sichtweise das Lebensziel. Körperliches und seelisches Gleichgewicht sind Vorraussetzung für Gesundheit in der chinesischen Medizin. Ungleichgewicht führt zu Krankheit. Ursache und Wirkung sind nur schwer zu unterscheiden. ‚Dem Mann geht es nicht schlecht, weil er krank ist, sondern er ist krank, weil es ihm schlecht geht.'

Das Meridiansystem

Ähnlich wie die Blutgefäße alle Organe und Gliedmaßen miteinander verbinden, ziehen nach chinesischer Vorstellung auch Energiebahnen (Meridiane) durch den Körper. In dem Meridiansystem fließt das Qi und versorgt so den gesamten Organismus. Jede Behinderung seines harmonischen Fließens im Energiekreislauf bedeutet eine Störung der Lebensvorgänge.

Krankheitsauslösende Faktoren in der TCM

Inneres Ungleichgewicht ist Vorraussetzung für die Entstehung von Krankheit, weil es den Menschen anfällig für weitere Störfaktoren macht.

Angeborene Konstitution

Die TCM bezieht familiäre Erkrankungsneigungen mit in die Diagnose ein. Schwachpunkte des Körpers werden geortet und die Konstitution gestärkt.

Umwelt – 6 bösartige Einflüsse

Ist der Körper durch eine Disharmonie geschwächt, kann ein klimatisches Phänomen in ihn eindringen und zu einem bösartigen Einfluss werden. So werden klimatische Erscheinungen zu Beschreibungen von körperlichen Zuständen. Kälte, Wind, Hitze, Feuchtigkeit oder Trockenheit können jeweils allein oder in Kombination schädigend auf den Organismus einwirken. Die Wetterfühligkeit ist nur ein Beispiel dafür. Jeder Mensch hat eine Tendenz zu einem gewissen Zustand (z.B. kalt und feucht, heiß und trocken).

Emotionen, die den Körper besonders treffen

Emotionen sind innere, krankheitsauslösende Faktoren. Stress, Sorgen, Ängste, Ärger, Trauer etc. können den Körper schwächen. Umgekehrt können Fehlfunktionen in einem Organ Emotionen hervorrufen. Das Übermaß oder Fehlen eines Gefühls über längere Zeit oder plötzliches, überwältigendes Auftreten stört die Balance und ruft Krankheit hervor. Herz und Leber reagieren am empfindlichsten auf emotionale Störungen.

- Exzessive Freude wirkt auf das Herz ein.
- Übermäßiger Ärger stört die Leber.
- Zu viel Traurigkeit schwächt die Lunge.
- Übermäßige Schwermut schadet der Milz.
- Angst und Furcht schwächt die Nieren.

Ernährung

Falsche Ernährung, unregelmäßige Mahlzeiten, Vorliebe für eine bestimmte Art von Nahrung, zu kleine oder zu große Mengen führen zu einem Mangel an Qi.

Körperliche Aktivität

Körperliche Bewegung ist sowohl für einen ausgeglichenen Qi- und Blutfluss notwendig, als auch zur Kraftentwicklung des Körpers. Bewegungsmangel verursacht Störungen im harmonischen Fließen des Qi. Körperliche Überanstrengung dagegen führt zu einem Qi-Mangel.

Genussmittel

Übermäßiger Kaffeegenuss, Tabak, regelmäßiger Alkoholkonsum und Drogen stellen häufige Erkrankungsursachen dar. Mit Hilfe der Akupunktur können Süchte wirkungsvoll behandelt werden.

Sexualität

Eine zu exzessiv ausgelebte Sexualität, vor allem ohne emotionale Verbindung, beeinträchtigt aus der Sicht der TCM die Konstitution und reduziert die Gesamtvitalität des Körpers.

Therapie der chinesischen Medizin

Ziel der chinesischen Therapien ist es, das innere Gleichgewicht wieder herzustellen. So werden die Vitalität und Selbstheilungskräfte des Körpers gestärkt.

Akupunkturbehandlung

Zur Akupunkturbehandlung werden sehr dünne Nadeln in ausgewählte Punkte so gut wie schmerzfrei eingestochen. Nachdem die Nadeln für einige Minuten liegen, entspannt sich der Körper. Arme und Beine fühlen sich oft schwer an. Manche Patienten können die Bewegung des Qi in Form eines Fließens wahrnehmen.

In der Regel verbleiben die Nadeln 20 - 30 Minuten, manchmal auch länger. Wenn sich Verspannungen lösen, können körperliche Empfindungen wie Zittern, Kribbeln, Kälte- oder Hitzegefühle oder Emotionen wie Wut, Unruhe, Traurigkeit, Angst auftreten. Dies sind Zeichen der Wirksamkeit der Akupunktur. Für viele Patienten ist die Akupunktur sehr entspannend, sie schlafen während der Behandlung ein.

Ein weiteres Behandlungsverfahren, das zusammen mit der Akupunktur oder auch getrennt von ihr durchgeführt wird, ist die Moxibustion. Dabei wird Beifußkraut über den Akupunkturpunkten verglüht. Diese besonders heilsame Wärme stärkt den Organismus.

Anwendungen

- Wechseljahresbeschwerden
- Menstruationsschmerzen
- Stress, Nervosität
- Schlaflosigkeit
- Kopfschmerzen, Migräne
- Gelenkbeschwerden, Arthritis und Rheuma
- Magen-Darm-Beschwerden, Verstopfung
- Energielosigkeit
- Depressionen
- Alterserscheinungen
- Rauchentwöhnung

Akupunktur ist gut für Brustkrebspatientinnen mit Wechseljahresbeschwerden geeignet, die keine Medikamente einnehmen möchten.

Nebenwirkungen

Nebenwirkungen sind selten. Patienten, die sensibel auf den Einstich von Nadeln ansprechen, können mit Blässe, Schweißausbruch oder Schwindel reagieren. Ähnliches passiert in der Schulmedizin beim Blutabnehmen oder Spritzen.

Wissenschaftliche Belege

Die Wirkungsweise der Akupunktur ist noch nicht vollständig geklärt. Wahrscheinlich blockieren die von den Nadeln ausgehenden Nervenreize die Weiterleitung von Schmerzsignalen im Rückenmark. Bewiesen ist, dass durch die Akupunktur körpereigene, schmerzhemmende Substanzen (Endorphine) und Botenstoffe im Gehirn (Neurotransmitter) produziert werden, die auf die Körperfunktionen einwirken. Die Durchblutung wird verbessert, Schmerzen gelindert und die Muskulatur entspannt. Akupunktur und angewandte Entspannung reduzieren die Anzahl und Stärke von Hitzewallungen deutlich und sind gute Alternativen zu der Hormontherapie. Akupunktur fördert den Schlaf und reduziert Nachtschweiß. Viele Frauen berichten zusätzlich über besseres seelisches und körperliches Wohlbefinden.

Ernährung

Es gibt deutliche Hinweise in der wissenschaftlichen Literatur, dass bestimmte Nahrungsbestandteile in der Lage sind die Entwicklung von altersabhängigen Krankheiten zu beeinflussen.

Transfette, gesättigte Fette und Cholesterin gelten als Verursacher von Arteriosklerose und als Folge entstehen Herz-Kreislauf-Krankheiten. Trans-Fettsäuren sind Fettsäuren, die besonders bei industriell produzierter Nahrung zu finden sind. Sie entstehen durch die Härtung von Pflanzenöl und erhöhen den Spiegel des ‚schlechten' Cholesterins (LDL) im Blut. Zuckerreiche Nahrungsmittel fördern die Entstehung der Zuckerkrankheit (Diabetes).

Nach neuesten Erkenntnissen ist eine ‚Anti-Aging-Ernährung' kalorienarm und enthält wenig gesättigtes Fett, reichlich Früchte und Gemüse, viel Vollkorn und Hülsenfrüchte. Kurz, es handelt sich um eine Ernährung, die ein gesundes Körpergewicht halten kann. Calcium und Vitamin D beugen Osteoporose und Knochenbrüchen vor. Früchte und frisch zubereitetes Gemüse versorgen den Körper mit anderen wichtigen Vitalstoffen. Verschiedene Pflanzen und Functional Foods wirken unterstützend und können den Alterungsprozess verlangsamen.

Phytohormone

Pflanzliche Wirkstoffe, die den Hormonstoffwechsel beeinflussen oder hormonähnliche Effekte haben, können allgemein unter dem Begriff Phytohormone zusammengefasst werden. Je nachdem, ob die Pflanzenwirkstoffe die Effekte des weiblichen Hormons Östrogen, Progesteron oder des männlichen Hormons Testosteron nachahmen, kann man zwischen Phytoöstrogenen, -gestagenen und -androgenen unterscheiden.

Phytoöstrogene

Die Phytoöstrogene werden nach ihrer chemischen Struktur in Phenole, Steroide, Saponine und Terpenoide eingeteilt. Am bekanntesten ist die Gruppe der Phenole. Die Phenole lassen sich weiterhin unterteilen in

- Isoflavone
- Flavone
- Lignane
- Coumestane
- Flavonole
- Flavanone
- Chalcone

Isoflavone sind die am stärksten wirksamen Pflanzenöstrogene. Bisher sind über 1000 Isoflavone in Pflanzen und Nahrungsmitteln entdeckt worden.

Die vier Hauptisoflavone sind Biochanin, Formononetin, Genistein und Daidzein. Sie besitzen sowohl östrogenartige, aber auch weitere, hormonunabhängige Eigenschaften.

Die Östrogenwirkung ist relativ schwach. Die Isoflavone sind etwa 1000mal schwächer als das Östrogen selbst. Wenn sie jedoch in hohen Mengen eingenommen werden, erreichen sie Werte im Blut, die 1000mal höher als die des Östrogens sind. Das bedeutet, dass sie bei genügend hoher Einnahme vergleichbare Effekte zeigen können.

Phytoöstrogene als Aromatasehemmer (Brustkrebstherapie)

Das Aromataseenzym wandelt Androgene in Östrogene um. Dieses Enzym spielt eine wichtige Rolle bei der Entstehung von Brustkrebs. Bei der Brustkrebstherapie spielen Medikamente, die das Aromataseenzym hemmen eine große Rolle. Unter den Phytoöstrogenen sind die Flavone und Flavonone die stärksten Hemmer der Aromatase. Die Lignane haben einen ähnlichen, wenn auch schwachen Hemmeffekt auf das Enzym.

Phytoöstrogene in der Ernährung

In mehr als 1000 Nahrungsmitteln sind Phytoöstrogene nachgewiesen worden. Die meisten gehören zu den Isoflavonen, Lignanen oder Coumstanen. Von ihrer Struktur her ähneln sie dem Hormon Östrogen.

Die asiatische Ernährung zeichnet sich durch einen hohen Gehalt an Isoflavonen aus, hauptsächlich durch den hohen Anteil von Sojaprodukten. In der westlichen Ernährung spielen die Lignane eine bedeutendere Rolle. Nahrungsmittel wie Gemüse, Beeren, Getreide, Hülsenfrüchte und Samen sind hier die wesentlichen Quellen für Phytoöstrogene. Ihre medizinische Bedeutung ist weniger erforscht als die der Isoflavone.

Welche Nahrung enthält Phytoöstrogene?

Isoflavone
- Soyabohnen
- Soyaprodukte (Soyamilch, Miso, Tofu)

Lignane
- Müsli
- Körnern
- Beeren
- Früchte
- Nüsse
- Bohnen
- Leinsamen

Coumestane
- Alfalfa Sprossen
- Brokkoli

Heilpflanzen

Erläuterungen zu den Zubereitungsformen

In Deutschland wird ganz klar zwischen pflanzlichen Arznei- und Nahrungsergänzungsmitteln unterschieden. Nahrungsergänzungsmittel gehören zu den Lebensmitteln und dienen überwiegend dem Genuss und der Ernährung. Dagegen sind Arzneimittel hauptsächlich zur Heilung und Verhütung von Krankheiten bestimmt. Lebens- und Nahrungsergänzungsmittel bedürfen keiner behördlichen Registrierung und Zulassung.

Die meist niedrig dosierten Nahrungsergänzungsmittel sind frei verkäufliche, nicht-apothekenpflichtige Präparate. Sie sollen im Unterschied zu anderen Lebensmitteln ausschließlich der Ernährungsergänzung, nicht aber der Energieversorgung dienen. Auch Heilpflanzen können wirksame Bestandteile von Nahrungsergänzungsmitteln sein.

Die Inhaltsstoffe in den einzelnen Kapseln oder Tabletten dürfen die notwendige Wirkdosis allerdings nicht erreichen. Auf dem Etikett dürfen weder Hinweise auf therapeutische Wirkungen angegeben werden, noch darf die empfohlene Tagesdosierung einen therapeutischen Effekt auslösen.

Sowohl Lebensmittel als auch Arzneimittel vermögen die Körperfunktionen oder das seelische Wohlbefinden beeinflussen. Für pflanzliche Arzneimittel gelten die gleichen Anforderungen an Wirksamkeit und Unbedenklichkeit wie für alle anderen Arzneimittel auch.

Baldrian

Valeriana officinalis

Baldrian ist eine Pflanzengattung aus der Familie der Baldriangewächse und umfasst über 150 Pflanzenarten.

Wirkstoffe

- ätherisches Öl
- Alkaloide (Monoterpene und Sesquiterpene)
- Lignane
- Geringe Mengen Valpotriate

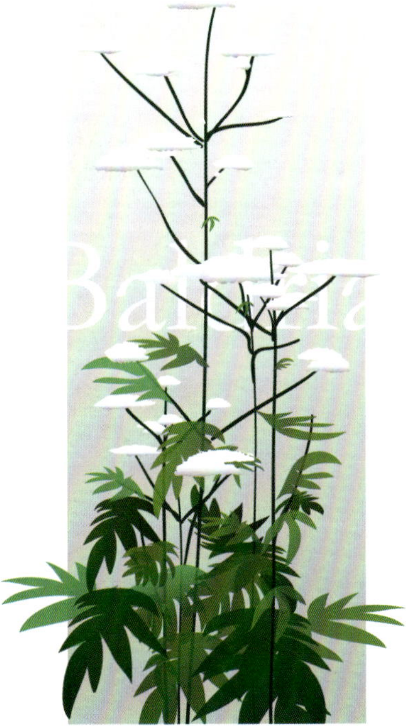

Die ätherischen Öle zersetzen sich nach der Trocknung teilweise zu Valeriansäure. Für die Extraktbereitung werden üblicherweise nur die Wurzeln des Baldrians genutzt (Radix valerianae).

Anwendung

- Unruhe
- Angstzustände
- Anspannung
- Emotionaler Stress
- Nervosität
- Nervöses Herzklopfen
- Schlafstörungen
- krampfartige Schmerzen im Magen- und Darmtrakt

Baldrian kann zur Förderung des Schlafes entweder als Einzelwirkstoff oder in Kombination mit anderen pflanzlichen Extrakten wie Passionsblume, Hopfen oder Hafer verwendet werden. Die Kombination mit anderen Heilpflanzen verstärkt seine Wirkung.

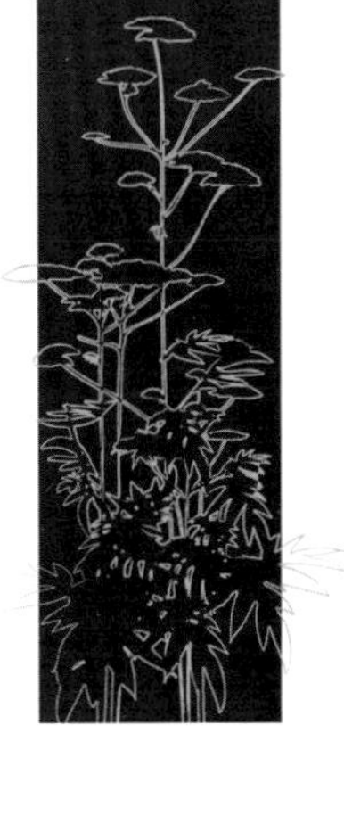

Zubereitungsformen

- Dragees
- Tabletten
- Tropfen

Dosierung

Die Dosierung ist je nach Präparat und Zubereitungsform unterschiedlich. Bitte lassen Sie sich zu dem Präparat Ihrer Wahl von Ihrem Arzt oder Apotheker beraten.

Tee

Zur Entspannung:
Tee aus Baldrianwurzel und Melissenblättern, zu gleichen Teilen gemischt. 2 Teelöffel aus dieser Mischung mit 250 ml Wasser überbrühen und 15 Minuten ziehen lassen. Es können bis zu drei Tassen täglich getrunken werden.

Zum Schlafen:
Eine Mischung aus Baldrianwurzel und Hopfen, zu gleichen Teilen zubereiten. Für den Tee 2 Teelöffel mit 250 ml Wasser überbrühen und 15 Minuten ziehen lassen. Vor dem Schlafengehen trinken!

Nebenwirkungen/ Risiken

- Magen-Darm-Beschwerden
- Kopfschmerzen

Unter Beachtung der empfohlenen Dosis ist Baldrian in jeder Hinsicht ein sehr sicheres Heilmittel. Nebenwirkungen sind äußerst selten. Eine Restmüdigkeit am nächsten Tag, die bei künstlichen Schlafmitteln oft zu beobachten ist, kommt bei Baldrian nicht vor.

Angstzustände oder Schlafstörungen, die nicht innerhalb von 1 bis 2 Wochen mit Hilfe von Baldrian abklingen, sollten von einem Arzt behandelt werden. Obwohl Nebenwirkungen und Toleranz dieser Pflanze gut sind, fehlen Langzeitstudien.

Wechselwirkungen mit anderen Medikamenten

Es sind keine Wechselwirkungen mit anderen Medikamenten bekannt.

Vorsicht bei/ Anwendungsbeschränkungen

Zu rasches Absetzen nach nicht bestimmungsgemäßem Gebrauch kann Entzugserscheinungen wie Unruhe und Schlaflosigkeit bis hin zum Delirium auslösen. Alkoholiker sollten nicht die Baldriantinktur einnehmen, sondern Dragees, Tabletten oder Kapseln verwenden.

Wissenschaftliche Belege

Angstzustände

Baldrian zeigt angstauflösende und antidepressive Effekte, wirkt dabei aber nicht ermüdend. So wird der Schlaf wohl durch die entspannende, angstauflösende Wirkung des Badrians gefördert. Er wird bei Patienten mit leichten Angstzuständen empfohlen. Baldrian aus Indien und Mexiko hat eine stärkere angstauflösende Wirkung, da er auch noch Valepotriate in größerer Menge enthält. Diese Baldrianarten werden in Deutschland allerdings nicht mehr verwendet, da Valepotriate wahrscheinlich Zellschäden verursachen und sogar Krebs auslösen können. Einheimischer Baldrian enthält Valepotriate nach der Aufbereitung nur noch in unbedenklichen Spuren.

Antioxidative Wirkung

Freie Radikale sind Moleküle, die die Zellen angreifen und zerstören. Ein antioxidatives Mittel vermindert die Wirkung schädlicher freier Radikale und kann dadurch verursachte Erkrankungen vorbeugen. Antioxidantien sind insbesondere in der Behandlung von Krebserkrankungen verbreitet. Einige Inhaltsstoffe des Baldrian (Lignane) besitzen antioxidative Eigenschaften.

Kreislauf

Baldrian entspannt die Gefäße und fördert dadurch die Durchblutung.

Nervensystem

Baldrianextrakt vermindert die Reizbarkeit des Nervensystems und beeinflusst die Gehirnbotenstoffe. Das seelische Wohlbefinden und Entspannung werden dadurch gefördert. Baldrian schützt auch das Nervensystem. Er verhindert Nervenschäden, die durch das Amyloidbeta-Protein -ein schädliches Protein, das für die Alzheimer Krankheit verantwortlich ist- verursacht werden. Diese neuen Erkenntnisse schaffen vielleicht eine neue Grundlage für die zukünftige Verwendung von Baldrian zur Vorbeugung von altersabhängigen Nervenkrankheiten und Alzheimer.

Schlaf

Es gibt neue Erkenntnisse, dass Teile der Wirkung bei Schlafstörungen auf die Lignane zurückgehen, die an Nervensystemrezeptoren wirken und dort die Koffein-Wirkung aufheben können. Baldrian verbessert die subjektive Schlafqualität, wenn es über 1-2 Wochen lang eingenommen wird.

Johanniskraut

Hypericum perforatum

Das Johanniskraut ist eine Gattung innerhalb der Johanniskrautgewächse, die insgesamt rund 370 Arten umfasst.

Wirkstoffe

- Naphthodianthron (Hypericin und Pseudohypericin)
- Phloroglucinole (Hyperforin und Adhyperforin).
- Flavonoide (Amentoflavon, Rutin, Querzitrin, Hyperosid)
- Ätherisches Öl

Anwendung

Innerlich:

- nervöse Unruhe
- depressive Zustände
- leichte-mittelschwere Depressionen, besonders in den Wechseljahren
- Schlafstörungen
- regt den Fluss der Verdauungs- und Gallensäfte an

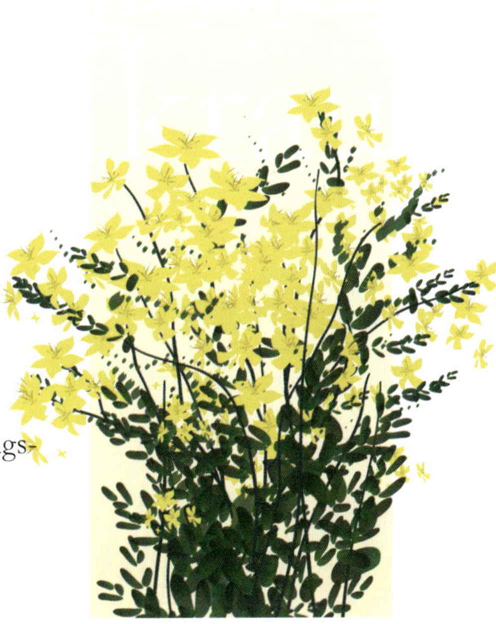

Äußerlich (als Öl):

- bei Hexenschuß und Rheuma
- fördert die Wundheilung bei Verletzungen und Verbrennungen
- Schmerzlinderung bei Verstauchungen und Blutergüssen

Zubereitungsformen

- Saft
- Tropfen
- Kapseln
- Tabletten
- Dragees
- Tee
- Öl

Dosierung

Die Dosierung ist abhängig von der Zubereitungsform. Bitte lassen Sie sich von Ihrem Arzt oder Apotheker beraten. Um gegen Depression wirksam zu sein, sollten 600-1200 mg Johanniskraut täglich eingenommen werden. Frei verkäufliche, nicht-apothekenpflichtige Präparate wie Tees und Kapseln aus Reformhäusern erreichen die notwendige Wirkdosis von 600 mg pro Tag nicht.

Nebenwirkungen/ Risiken

- allergische Hautreaktionen
- Lichtempfindlichkeit
- Müdigkeit
- Magen-Darm-Beschwerden

Johanniskraut macht lichtempfindlich. Bei Sonnenlichtexposition kann es zu Pigmentflecken und Verbrennungen kommen. Einen hohen Lichtschutz auftragen! Die Haut der Frauen in der Postmenopause reagiert empfindlicher als in jüngeren Jahren. Direktes Sonnenlicht oder Solarien sollten bei Anwendung von Johanniskraut ganz gemieden werden.

Wechselwirkungen mit anderen Medikamenten

- Gerinnungshemmende Mittel
- hormonelle Empfängnisverhütung (die Pille)
- manche Asthma- und Herzmedikamente
- Medikamente zur Verhinderung von Transplantatabstoßungen (Ciclosporin).

Frauen, die hormonelle Empfängnisverhütungsmittel (die Pille) verwenden, sollten sich hinsichtlich zusätzlicher empfängnisverhütender Maßnahmen beraten lassen, da die Sicherheit dieser Mittel möglicherweise herabgesetzt werden kann.

Johanniskraut verstärkt die Wirkung von Morphium, wahrscheinlich durch eine Wechselwirkung. Studien haben Hinweise darauf gegeben, dass Johanniskraut über Opiatrezeptoren wirkt.

Vorsicht bei/ Anwendungsbeschränkungen

- bekannte Lichtüberempfindlichkeit der Haut
- schwere Depressionen

Tee

Für eine Tasse Tee 2 gehäufte Teelöffel Johanniskraut mit 250 ml Wasser überbrühen und wenige Minuten ziehen lassen. Bis zu 2-3 Tassen täglich können getrunken werden.

Wissenschaftliche Belege

Johanniskrautextrakt hat ein breites Spektrum an Effekten. Es wirkt antidepressiv, antibakteriell, entzündungshemmend und antioxidativ. Die Inhaltsstoffe Hypericin und Hyperforin scheinen für diese Wirkungen verantwortlich zu sein, deswegen haben sie bisher die meiste Aufmerksamkeit bekommen.

Depressionen

Johanniskraut hat einen positiven Effekt bei Patienten mit leichten-mittelschweren Depressionen. In Kombination mit der Traubensilberkerze ist Johanniskraut ein wirksames Mittel bei Ängsten und Stimmungsschwankungen in den Wechseljahren.

Hyperforin, ein Hauptwirkstoff des Johanniskrauts, ist für seine antidepressive Wirkung verantwortlich. Es beeinflusst die Gehirnbotenstoffe Serotonin und Norephedrin, ähnlich wie künstlich hergestellte Depressionsmittel das tun. Das Johanniskraut scheint jedoch einen anderen, noch unbekannten Mechanismus zu nutzen. Diese Entdeckung stellt eine interessante Möglichkeit dar, eine neue Kategorie Antidepressiva zu entwickeln.

Fettstoffwechsel

Es gibt Hinweise, dass Hypericin und Pseudohypericin eine positive Auswirkung auf Arteriosklerose haben.

Nervensystem

Microglia-Zellen sind das Immunsystems des Gehirns. Sie haben die Fähigkeit die zerstörerischen Effekte des Amyloid-beta Proteins, das bei der Alzheimer Krankheit vorkommt, zu beheben, indem sie die Proteine in sich aufnehmen. Das Überleben und die Gesundheit der Microglia-Zellen sind daher von großer Wichtigkeit um Nervenkrankheiten vorzubeugen und abzumildern. Johanniskrautextrakt vermag das Überleben der Mikroglia zu verbessern und dadurch den Abbau des Amyloid-beta Proteins zu fördern. Diese Wirkung wird wahrscheinlich von den Flavonoiden, die im Johanniskraut enthalten sind, verursacht.

Passionsblume

Passiflora incarnata L.

Die artenreiche Pflanzengattung der Passionsblumen (Passiflora) gehört zur Familie der Passionsblumengewächse. Es gibt über 525 Arten.

Wirkstoffe

- Flavonoide mit Vitexin als wichtigste Komponente
- Cumarin
- Umbelliferon
- Maltol
- Harmin und andere Harmala-Alkaloide in geringer Menge
- enthält viel Vitamin K

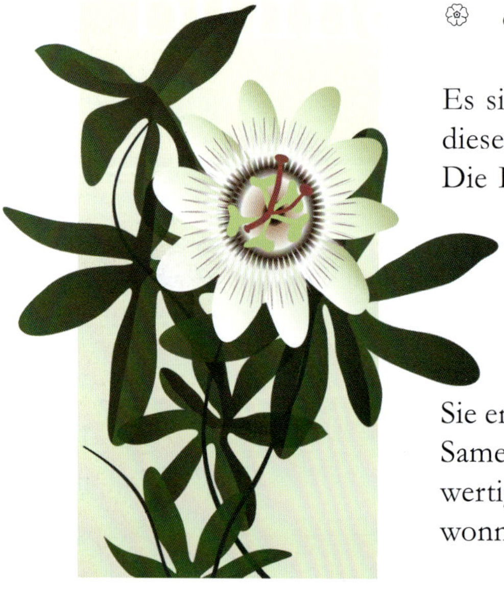

Es sind noch nicht alle Inhaltsstoffe dieser Pflanzen identifiziert worden. Die Indianer verwendeten sie wegen ihrer heilenden und teilweise berauschenden Wirkung. Früchte der Passionsblumengattungen, nennt man je nach Art Maracuja oder Granadillen. Sie enthalten viel Vitamin C. Aus den Samen der Maracuja kann ein hochwertiges, Linolsäurehaltiges Öl gewonnen werden.

Anwendung

- nervöse Schlaflosigkeit
- Nervosität
- verschiedene Erregungszustände, Reizbarkeit
- Unruhe
- nervös bedingte Magen-Darm-Beschwerden
- depressive Verstimmung
- bei Schlafstörungen in Verbindung mit Baldrian, Hopfen und Johanniskraut

Die Passionsblume wird bei innerer Anspannung, Angstzuständen und damit zusammenhängenden Schlafstörungen verwendet. Auch wenn aufgrund von Stress Verspannungen, Rückenschmerzen, Herz- oder Magen- Darmbeschwerden auftreten, ist die Passionsblume hervorragend geeignet.

Zubereitungsform

Die Passionsblume gibt es als Tropfenzubereitung und als Tee. Außerdem ist sie als Bestandteil von mehreren pflanzlichen Arzneimittelpräparaten in Tablettenform und Saft, erhältlich. Meist sind dies Mischungen mit Baldrian, Johanniskraut, Hopfen, Melisse oder Weißdorn. Die Einzelwirkung der Pflanzen wird durch die Kombination verstärkt. Bitte lassen Sie sich von Ihrem Arzt oder Apotheker zu den Präparaten beraten.

Tee

Die Blätter und die Stängel können sowohl frisch als auch getrocknet als Tee getrunken werden. Für den Tee 1 Teelöffel Passionsblumenkraut mit 150 ml Wasser übergießen und 10 Minuten ziehen lassen. Eine halbe Stunde vor dem Schlafengehen trinken. Eine Teemischung aus Passionsblume und Baldrian entkrampft, entspannt und fördert den Schlaf.

Nebenwirkungen / Risiken

Nebenwirkungen sind nicht bekannt.

Wechselwirkungen mit anderen Medikamenten

Wechselwirkungen mit manchen gerinnungshemmenden Mitteln aufgrund des hohen Vitamin K Gehaltes.

Vorsicht bei/ Anwendungsbeschränkung

Gleichzeitiger Einnahme von gerinnungshemmenden Medikamenten.

Wissenschaftliche Belege

Nervensystem

Extrakte der Passionsblume werden als pflanzliches Beruhigungsmittel eingesetzt. Da die Passionsblume hauptsächlich in Arzneimittelkombinationen verwendet wird, sind nur wenige Einzeluntersuchungen durchgeführt worden. Passionsblumenextrakte sind allerdings ein wichtiger Bestandteil der Pflanzentherapie bei Angespanntheit, Unruhe, Reizbarkeit und Schlafstörungen.

Viele Untersuchungen belegen beruhigende und angstauflösende Effekte. Eine Studie zeigte sogar, dass die Passionsblume bei Angstzuständen einen ähnlich guten Effekt wie die handelsüblichen Beruhigungsmittel hat. Dabei macht sie jedoch weder benommen, noch beeinträchtigt sie die Arbeitsfähigkeit. Es fehlen allerdings große Studien, die die Wirkung der Passionsblume noch weiter untermauern würden.

Es wird vermutet, dass die Flavonoide der Passionsblume für die Nervensystemeffekte verantwortlich sind und die Aktivität des Nervensystems unterdrückt. Bei dem angstauflösendem Effekt der Passionsblume scheinen die GABA-Rezeptoren des Gehirns mit beteiligt zu sein.

Aphrodisische Wirkung

Die Passionsblume hat eine aphrodisische Wirkung. Tierversuche haben gezeigt, dass sie den Testosteronspiegel im Blut hoch hält. Ob dieser Effekt auch beim Menschen auftritt, ist noch nicht erwiesen.

Rotklee
Trifolium pratense L.

Der Rotklee gehört zu der Familie der Hülsenfrüchtler (Leguminosae).

Wirkstoffe

Isoflavone
- Genistein
- Daidzein
- Biochanin A
- Formononetin

Rotklee ist besonders reich an den Isoflavonen Genistein und Daidzein. Er enthält 10-20mal so viele Isoflavone wie Soja und alle vier Hauptisoflavone.

Anwendung

- Wechseljahresbeschwerden wie Hitzewallungen und Nachtschweiß

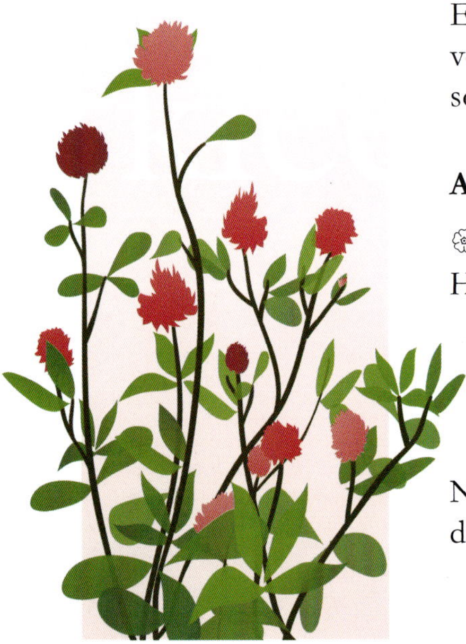

Eine Rotkleetherapie sollte über vier Wochen angewendet werden, um eine Wirkung abzuschätzen. Nach acht Wochen Anwendung ist der maximale Effekt eingetreten.

Zubereitungsform

- Kapseln
- Tee

Dosierung

40 mg aglykone (vom Zucker abgespaltene) Isoflavone.
Bei dieser Dosierung werden ähnliche Isoflavonspiegel im Blut erreicht, wie bei einer Ernährung mit einem hohen Gehalt an Soja.

Tee

In der Volksmedizin wird der Rotkleetee zur Blutreinigung angewendet. Für diesen Zweck überbrühen Sie 4-6 Blütenköpfchen mit 250 ml Wasser und lassen ihn etwa 15 Minuten ziehen. Nach Geschmack mit Honig süßen. Es sind 2-3 Tassen täglich über einen Zeitraum von 4-6 Wochen empfohlen.

Nebenwirkung/ Risiken

Es sind keine ernsthaften oder lebensbedrohlichen Nebenwirkungen bekannt. Rotklee verursacht keine Zwischenblutungen. Eine Gewichtszunahme ist nicht bekannt. Auch die Bildung von Blutklumpen wird nicht gefördert.

Wechselwirkungen mit anderen Medikamenten

Einige Rotkleearten können Cumarine enthalten, die Einfluss auf die Blutgerinnung haben. Dieser Effekt kann die Wirkung von gerinnungshemmenden Medikamenten verstärken. Viele Rotkleepräparate vermeiden deswegen die Verwendung dieser Rotkleesorten.

Wissenschaftliche Belege

Jüngste Untersuchungen mit Isoflavonen eines speziellen Rotklee-Extraktes zeigten, dass deren Affinität zum Beta-Rezeptor um ein Vielfaches höher ist als die zum Alpha-Rezeptor.

Bindegewebe und Haut

Rotklee beeinflusst die Bindegewebestruktur, indem es das Kollagen der oberen Hautschicht wieder aufbaut. Dadurch wird die Faltenbildung reduziert und die Haut straffer.

Brust

Rotklee vermindert Brustspannungen bei Frauen vor der Menstruation. Die Dichtigkeit des Brustgewebes ist ein wichtiger Markierungspunkt, anhand dessen eine Anregung des Zellwachstums festgestellt werden kann.

An der Messung der Dichtigkeit des Brustgewebes kann überprüft werden, ob ein Medikament wohl das Risiko für Brustkrebs fördert. Untersuchungen von den Auswirkungen von Rotklee auf das menschliche Brustgewebe ergaben, dass nach zwölf Monaten Rotklee Behandlung keine erhöhte Dichtigkeit festgestellt wurde. Im Gegenteil, die Dichtigkeit nahm ab. Daraus kann geschlossen werden, dass Rotklee das Zellenwachstum in der Brust nicht anregt. Rotklee hemmt das Prostatakrebs- und Brustkrebswachstum in Mäusen.

Gebärmutter

An der Messung der Dicke der Gebärmutterschleimhaut kann festgestellt werden, ob ein Medikament das Zellwachstum anregt und damit das Risiko für Gebärmutterkrebs erhöht. Weil die Gebärmutterschleimhaut schneller und empfindlicher auf eine Wachstumsanregung reagiert, kann hier ein Effekt schon früher als bei der Brust festgestellt werden. Nach drei Monaten Rotkleetherapie hat sich keine Wachstumsförderung gezeigt.

Fettstoffwechsel

Rotklee kann den Cholesterinspiegel senken.

Herz-Kreislauf

Das Isoflavon Biochanin A hat schützende Effekte auf die Blutgefäße und das Herz-Kreislauf-System. Zusammen mit Genistein wirkt es entspannend auf die Herzkranzgefäße und fördert so die Durchblutung des Herzens.

Knochen

Das Isoflavon Formononetin fördert das Zellwachstum der Osteoblastenzellen. Diese Zellen sind dafür verantwortlich den Knochen aufzubauen. Außerdem schützt es vor dem Abbau von Knochen. Durch eine Rotkleeeinnahme wird der Abbau von Knochenmineralien verlangsamt.

Scheide

Aus Studien gibt es Hinweise, dass bei einer Dosierung von 80 mg aglykoner Isoflavone täglich das Scheidenmilieu verbessert wird.

Sojabohne
Glycine max L.

Die Sojabohne (Glycine max) gehört zu der Familie der Hülsenfrüchtler (Leguminosae).

Wirkstoffe

Isoflavone

- Daidzein
- Genistein

Zubereitungsformen

- Sojabohnensprossen
- Tofu
- Sojamilch
- Miso (Sojabohnenpaste)
- Soja als Pulver zur Nahrungsergänzung

Es ist nicht ganz klar in welcher Zubereitung Isoflavone den wirksamsten Effekt bei Wechseljahresbeschwerden zeigen.

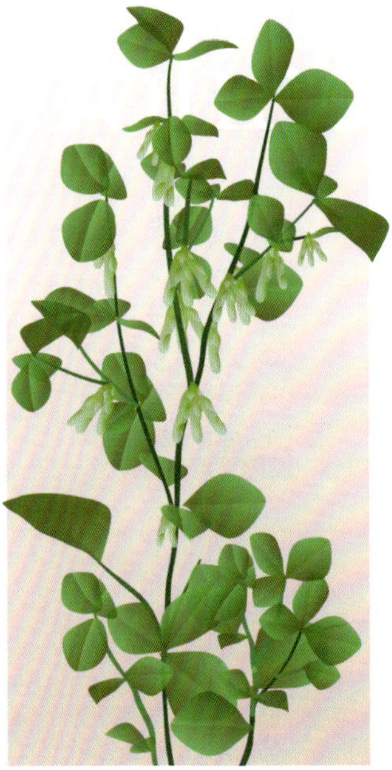

Anwendungen

- Hitzewallungen

Dosierung

Die Isoflavone, die in Soja-Produkten vorkommen, sind an ein Zuckermolekül gebunden. Das verdoppelt ihr Gewicht. Bevor sie jedoch vom Körper aufgenommen werden können, muss der Zucker zuerst abgespalten werden. Deswegen ist es wichtig bei der Produktauswahl zu überprüfen, in welcher Form sich die Isoflavone befinden, die darin enthalten sind. In der aglykonen Form (aglykon = ohne Zucker) entspricht die Gewichtsangabe der Wirkstoffmenge. Dagegen können 100 mg zuckergebundene Isoflavone nur 50 mg Wirkstoff aufweisen. Für eine Wirksamkeit bei Hitzewallungen werden 40 mg aglykone Isoflavone täglich empfohlen.

Nebenwirkungen/ Risiken

- Übelkeit
- Blähungen
- Verstopfung
- Gewichtzunahme

Sojaprodukte werden in der Regel gut vertragen. In der Pulverform kann es in manchen Fällen zu Übelkeit führen, was aber auch mit dem Geschmack zusammenhängen kann. Es gibt keine Hinweise auf schädliche Effekte.

Wechselwirkungen mit anderen Medikamenten

Es sind keine Wechselwirkungen mit anderen Therapien bekannt.

In welchen Nahrungsmitteln kommt Soja vor?

- Tofu
- Miso
- Sojabohnensprossen
- Sojamilch

Der Isoflavon-Gehalt in phytoöstrogenreicher Nahrung und Extrakten schwankt. Als Richtlinie sind hier die Mengenangaben für die Ernährung der asiatischen Bevölkerung aufgeführt. Japaner nehmen täglich 40 mg Isoflavone über ihre Nahrung auf. Andere asiatische Populationen liegen bei 20-150 mg täglich, davon sind etwa 40 mg Tofu und Miso.

Die westliche Ernährung enthält dagegen nur 2-5 mg Isoflavone pro Tag. Für eine ausreichende Versorgung sollten zweimal täglich Isoflavonhaltige Nahrungsmittel gegessen werden. Allerdings würde das eine erheblich Veränderung des westlichen Speiseplans bedeuten. Es ist auch wichtig zu wissen, dass die Isoflavone bei vielen fettreduzierten Lebensmitteln durch Alkoholwaschung aus den Lebensmitteln entfernt werden.

Wissenschaftliche Belege

Wirkung

Die Nahrungs- und Pflanzenisoflavone sind in ihrer ursprünglichen Form an ein Zuckermolekül gebunden. In dieser Form sind sie allerdings nicht wirksam. Die Darmflora verwandelt sie in die aktiven Wirkstoffe. Dies geschieht bei bis zu 70% der mit der Nahrung aufgenommenen Isoflavone. Diese Umwandlung schwankt von Mensch zu Mensch. Es wird vermutet, dass nur 30-40% der allgemeinen Bevölkerung die passende Darmflora besitzt, die die Isoflavone in die aktive Form verwandeln kann.

Vor der Menopause haben die Isoflavone einen Effekt, der der Östrogenwirkung entgegen gesetzt ist (antiöstrogene Wirkung). Sie blockieren die Östrogene, indem sie sich an die Östrogenrezeptoren binden, jedoch eine schwächere Reaktion im Gewebe auslösen. Bei einem Östrogenmangel, wie er während und nach den Wechseljahren vorliegt, ist diese Reaktion vergleichsweise stark. So zeigt sich dann ein östrogenähnlicher Effekt in den Körperzellen.

Die günstigen Wirkungen von Soja auf gesunde Frauen nach der Menopause sind subtil. Selbst einige gute Forschungsstudien konnten keine eindeutigen Belege für eine Wirksamkeit erbringen.

Antioxidative Wirkung

Freie Radikale sind Moleküle, die die Zellen angreifen und zerstören. Ein antioxidatives Mittel vermindert die Wirkung schädlicher freier Radikale und kann dadurch verursachte Erkrankungen vorbeugen. Antioxidantien sind insbesondere in der Behandlung von Krebserkrankungen verbreitet. Isoflavone haben antioxidative Wirkungen.

Brust

Es gibt es experimentelle Hinweise für sowohl eine fördernden als auch einen schützende Effekt von Soja bei Brustkrebs. Allerdings ist es derzeit nicht möglich die experimentellen Forschungsergebnisse mit den Auswirkungen von Nahrung bzw. Nahrungsergänzungsmitteln zu verbinden.
Die Dichtigkeit des Brustgewebes ist ein wichtiger Markierungspunkt, anhand dessen eine Anregung des Zellwachstums festgestellt werden kann. An der Messung der Dichtigkeit des Brustgewebes kann überprüft werden, ob ein Stoff wohl das Risiko für Brustkrebs fördert. Untersuchungen von den Auswirkungen von Soja auf das menschliche Brustgewebe ergaben, dass nach zwei Jahren Behandlung keine erhöhte Dichtigkeit festgestellt wurde. Daraus kann geschlossen werden, dass Soja das Zellenwachstum in der Brust nicht anregt. Es ist jedoch noch nicht ganz klar, wo die obere Sicherheitsgrenze für den Konsum von Soja liegt. Deswegen sollten Brustkrebspatientinnen einen vermehrten Genuss von Soja besser vermeiden.

Fettstoffwechsel

Soja senkt den Cholesterinspiegel und vermindert auf diese Art und Weise das Risiko für Arteriosklerose und damit Herz-Kreislauf-Krankheiten.

Gebärmutter

An der Messung der Dicke der Gebärmutterschleimhaut kann festgestellt werden, ob ein Wirkstoff das Zellwachstum anregt und damit das Risiko für Gebärmutterkrebs erhöht. Weil die Gebärmutterschleimhaut schneller und empfindlicher auf eine Wachstumsanregung reagiert, kann hier ein Effekt schon früher als bei der Brust festgestellt werden. Nach bis zu drei Jahren von hohem Sojaproduktkonsum hat sich keine Wachstumsförderung der Gebärmutterschleimhaut gezeigt. Eine Studie fand sogar eine verringerte Schleimhautdicke. Allerdings scheint nach fünf Jahren ein erhöhtes Risiko vorzuliegen.

Hitzewallungen

Manche medizinische Studien bestätigen eine Reduktion der Anzahl der Hitzewallungen und des Nachtschweißes.

Herz-Kreislauf

Die Steifheit der Arterien ist ein nützlicher Index für Gefäßgesundheit. Frauen in der Postmenopause haben erfahrungsgemäß steifere Arterien. Hormontherapie, wie auch Soja-Isoflavone entspannen die Arterien und fördern die Durchblutung.

Knochen

Es gibt Hinweise, dass Soja-Isoflavone einen günstigen Effekt auf die Knochengesundheit haben.

Scheide

Soja verbessert das Scheidenmilieu.

Traubensilberkerze

Actaea racemosa

(früher Cimcifuga racemosa)

Die Traubensilberkerze ist eine Pflanzenart in der Gattung Actaea innerhalb der Familie der Hahnenfußgewächse.

Wirkstoffe

- Triterpenglykoside (Actein, 27-Desoxyactein, Cimgoside)
- Cimicifugin
- Alkaloide
- Flavonoide

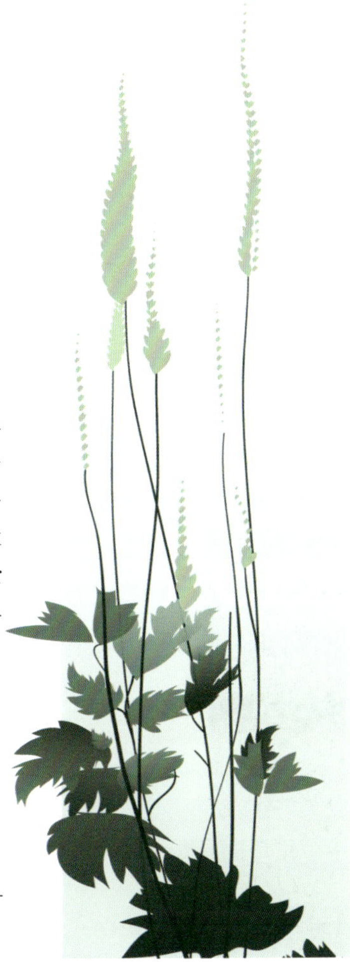

Als Heilpflanze werden die Wurzeln oder der Wurzelstock, von dem die eigentlichen Wurzeln ausgehen, verwendet. Bezeichnet werden sie als ‚Radix Cimicifugae Acataea' (Wurzel) oder ‚Cimicifugae actaeae rhizoma' (Wurzelstock).

Anwendung

- Wechseljahresbeschwerden wie Hitzewallungen und Nachtschweiß
- seelische Symptome wie Reizbarkeit und Nervosität

- depressive Verstimmungen
- nervöse Herzbeschwerden
- Schlaflosigkeit
- Menstruationsschmerzen

Vorsicht bei/ Anwendungsbeschränkung

- Östrogenabhängig wachsende Tumoren
- Lebererkrankungen

Zubereitungsformen

Die Traubensilberkerze wird nicht als Tee zubereitet. Der Wirkstoff ist jedoch in Tabletten, Kapsel- oder Tropfenform erhältlich.

Dosierung

Bei einem Trockenpräparat oder Extrakt sind 40 mg täglich ausreichend für eine Wirkung. Die genaue Dosierung ist abhängig von der Zubereitungsform und der Konzentration des Wirkstoffes in den einzelnen Präparaten. Bitte lassen Sie sich hierzu von Ihrem Arzt oder Apotheker beraten. Nach zwei Wochen Behandlung sollten sich die ersten klare Effekte zeigen, nach zwölf Wochen deutliche Veränderungen. Im Verlauf von bis zu sechs Monaten verbessern und stabilisieren sich die Wirkungen weiter.

Nebenwirkungen/ Risiken

- Magenbeschwerden
- Gewichtszunahme

- selten: Spannungsgefühl in den Brüsten
- sehr selten: Menstruationsähnliche Blutungen, besonders bei Myomen
- sehr selten: allergische Hautreaktionen

Die Nebenwirkungen sind in der Regel mild und vorübergehend.

Wechselwirkungen mit anderen Medikamenten

Wechselwirkungen mit anderen Medikamenten sind nicht bekannt.

Wissenschaftliche Belege

Wirkung

Die Traubensilberkerze hat sowohl östrogenähnliche, als auch Östrogen entgegen gesetzte Eigenschaften. Es wird vermutet, dass sie nur einen Teil der Östrogenrezeptoren anregt. Cimcifuga besitzt außerdem wachstumshemmende und antioxidative Eigenschaften.

Die nordamerikanischen Indianer benutzten Cimcifuga bei Wechseljahresbeschwerden, allgemeinen gynäkologischen Problemen, Gelenk-, Muskel-, und Nervenschmerzen, sowie bei Geburtsschmerzen. In der traditionellen chinesischen Medizin wird die Traubensilberkerze wegen ihrer entzündungshemmenden, fiebersenkenden und schmerzstillenden Fähigkeiten eingesetzt.

Frauen profitieren zu Beginn der Wechseljahre mehr von einer Behandlung als Frauen in einer späteren Phase. Die Traubensilberkerze ist auch für Frauen unter 40 Jahren geeignet, die nach Entfernung eines Eierstocks unter Hormonmangel leiden.

Brust

Die Hinweise in den wissenschaftlichen Studien in Bezug auf Brustkrebspatientinnen sind widersprüchlich. Die eine Partei vertritt, dass die Traubensilberkerze für diese Patientinnen sicher ist. Die andere sagt, dass sie nach Brustkrebs nicht angewendet werden sollte.

Die Wirkung des Tamoxifens, einem Anti-Krebshormon, wird bei gleichzeitiger Verabreichung von Traubensilberkerze wohl nicht abgeschwächt. Cimcifuga scheint die wachstumshemmenden Eigenschaften des Tamoxifens eher zu unterstützen. Auch die Aromatasehemmer, die ebenfalls in der Brustkrebstherapie angewendet werden, können mit Cimcifuga kombiniert werden, ohne dass ihre Wirkung beeinträchtigt wird. Es gibt experimentelle Hinweise für die wachstumshemmenden Eigenschaften der Traubensilberkerze. Inwieweit diese Ergebnisse jedoch auf das alltägliche Leben übertragen und für die Krebsprävention verwendet werden können, ist noch nicht klar.

Wenn Sie Brustkrebs gehabt haben, besprechen Sie eine mögliche Anwendung von Cimcifuga mit Ihrem Frauenarzt. Eine individuelle Regelung, auch in Abhängigkeit von ihrer Krebsart, kann dann getroffen werden.

Fettstoffwechsel

Das ‚schlechte' Chloesterin (LDL) sinkt nach drei Monaten Behandlung mit Traubensilberkerze deutlich ab. Das ‚gute' Cholesterin (HDL) wird jedoch nicht beeinflusst. Die Blutfettwerte, die Triglyceride, bleiben gleich.

Gebärmutter

An der Messung der Dicke der Gebärmutterschleimhaut kann festgestellt werden, ob ein Medikament das Zellwachstum anregt und damit das Risiko für Gebärmutterkrebs erhöht. Weil die Gebärmutterschleimhaut schneller und empfindlicher auf eine Wachstumsanregung reagiert, kann hier ein Effekt schon früher als bei der Brust festgestellt werden. Bis zu sechs Monaten nach Behandlung mit Traubensilberkerze hat sich kein Wachstum der Gebärmutterschleimhaut gezeigt.

Hitzewallungen

Cimicifuga vermindert die Schwere und Häufigkeit von Hitzewallungen und Nachtschweiß.

Hormone

Eine Behandlung mit Traubensilberkerze beeinflusst die körpereigenen Hormone LH, FSH, Östrogen und Prolaktin nicht.

Knochen

Es gibt Hinweise, dass Cimcifuga-Extrakte die Knochen schützen. So regen sie die Osteoblasten, die für den Knochenschutz zuständig sind, dazu an einen Stoff auszustoßen, der den Knochenabbau verhindert.

Leber

Berichte von schweren Leberschäden nach der Behandlung mit Traubensilberkerze liefern keinen unmittelbaren Beweis für ihre Schädlichkeit, da in diesen Fällen zur gleichen Zeit auch noch andere leberschädliche Medikamente verabreicht worden sind. In Tierexperimenten sind bisher keine Leberschäden aufgetreten. Ein Hinweis zur Vorsicht könnte jedoch geboten sein. In einer Studie ist bewiesen worden, dass sich die Leberwerte im Blut nach drei Monaten Behandlung mit Traubensilberkerze nicht verändert haben.

Psyche

Die Wirkstoffe der Traubensilberkerze scheinen an Rezeptoren des Gehirns (Serotonin, Dopamin und GABA-Rezeptoren) zu binden und darüber eine stimmungsaufhellende Wirkung erreichen. Wenn die seelischen Beschwerden in den Wechseljahren im Vordergrund stehen, bietet sich eine Kombination mit Johanniskraut an.

Scheide

Es werden auch in dreifach erhöhter Dosis keine östrogenartigen Veränderungen in der Scheide beobachtet. Die Traubensilberkerze beeinflusst das Scheidenmilieu nicht.

Mineralien und Vitamine

Calcium

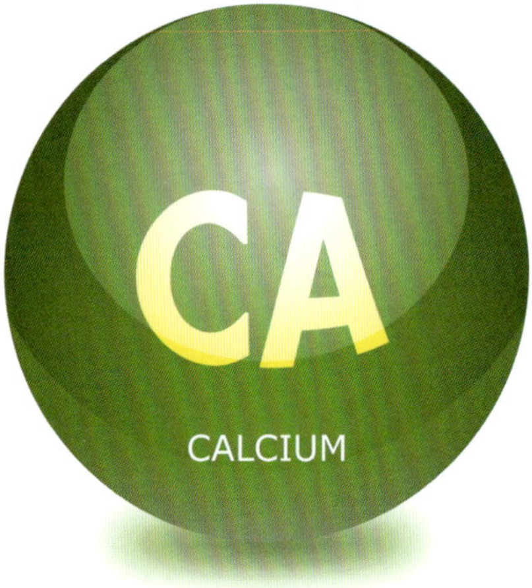

Calcium ist das am stärksten vertretene Mineral im Körper, insgesamt sind ca. 1 kg dort gespeichert. Es spielt eine wichtige Rolle bei der Reizübertragung in Nerven und Muskeln. Außerdem ist es an der Blutgerinnung, sowie an der Aktivierung von Enzymen und Hormonen beteiligt. Die Mehrheit des im Körper vorkommenden Calciums befindet sich allerdings in Knochen und Zähnen. Der Mineralstoff verleiht ihnen Stabilität und Festigkeit. Gleichzeitig dienen die Knochen auch als Speicher für Calcium. Bei einem Mangel kann das Calcium aus den Knochen gelöst und für andere Aufgaben zur Verfügung gestellt werden.

Anwendung

- unterstützende Behandlung bei Osteoporose
- Calciummangel
- bei erhöhtem Risiko eines Calciummangels

Risikogruppen für eine unzureichende Calciumzufuhr sind junge Frauen, Schwangere, Stillende und Senioren.

Zubereitungsform

- Brausetablette
- Granulat
- Kautabletten
- Tabletten
- Kapseln

Dosierung

Frauen in der Postmenopause mit Osteoporose sollten mindestens 1200-1500 mg Calcium täglich zu sich nehmen, in Kombination 400 IU Vitamin D3. Zur Vorbeugung sind 1200 mg täglich empfohlen. Dieser Bedarf kann durch Nahrung oder Nahrungsergänzungsmittel gedeckt werden.

Nebenwirkungen/ Risiken

- leichte Magen-Darm-Beschwerden (Aufstoßen, Verstopfung)
- Völlegefühl
- Begünstigung von Nierensteinen

Wechselwirkungen mit anderen Medikamenten

- Tetracycline (Antibiotika)
- Eisen

Vorsicht bei/ Anwendungsbeschränkung

- nicht anwenden bei schweren Nierenschäden
- Nierensteinen
- Vorsicht bei verschiedenen Krebserkrankungen

In welchen Nahrungsmitteln kommt Calcium vor?

Lebensmittel (pro 100 g verzehrbaren Anteil)	Calcium (mg)
Mohn	ca. 2500 mg
Sesam	ca. 780 mg
Tofu	ca. 500 mg
Mandeln	ca. 240 mg
Haselnüsse	ca. 230 mg
Amaranth	ca. 214 mg
Sojabohnen, gekocht,	ca. 70 mg
Sonnenblumenkerne	ca. 50 mg

Milchprodukte

Hartkäse	1100–1300 mg
Schnittkäse	500–1100 mg
Weichkäse	300–500 mg
Rohmilch, Vollmilch, H-Milch, Buttermilch, Dickmilch, fettarme Milch	100–150 mg
Joghurt, Kefir	100–150 mg
Molke	70–100 mg

Gemüse

Brennnesseln	ca. 360 mg
Grünkohl	ca. 210 mg
Petersilie	ca. 200 mg
Brunnenkresse	ca. 180 mg
Löwenzahn	ca. 160 mg
Rucola	ca. 160 mg

Spinat	ca. 160 mg
Chinakohl	ca. 150 mg
Fenchel	ca. 110 mg
Brokkoli	ca. 100 mg
Meerrettich	ca. 100 mg

Früchte

getrocknete Feigen	ca. 250 mg

Brot

Vollkornbrot	ca. 50 mg

Wissenschaftliche Belege

Voraussetzung dafür, dass Calcium in größeren Mengen vom Körper aufgenommen werden kann, ist eine ausreichende Versorgung mit Vitamin D. Durch die gleichzeitige Zufuhr von Oxalsäure, Phytinsäure und Ballaststoffen wird die Calciumaufnahme verringert. Eine hohe Aufnahme von tierischem Eiweiß, Speisesalz, Kaffee oder Alkohol erhöht die Calciumausscheidung.

In den meisten wissenschaftlichen Untersuchungen konnten die Effekte von Calcium und Vitamin D nicht unterschieden werden. In Kombination führen sie zu einem erhöhten Mineralgehalt in den Knochen bei älteren Erwachsenen. Sie sind sehr wichtig in der Osteoporosetherapie. Empfohlen sind sie auch als Nahrungsergänzung für Patienten, die ein erhöhtes Risiko für Osteoporose haben.

Vitamin D – Cholecalciferol

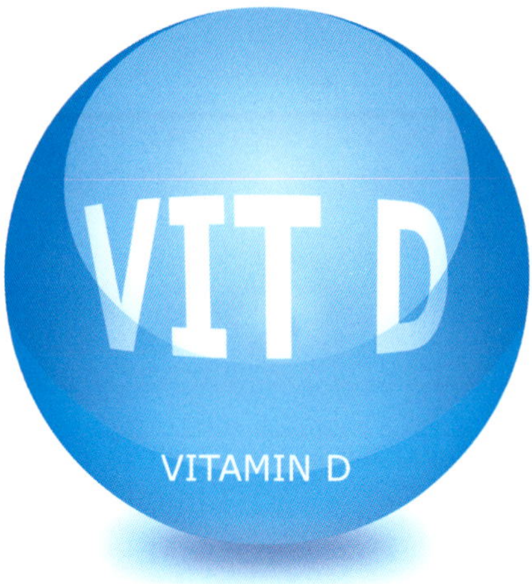

Vitamin D kontrolliert über Phosphor und Calcium den Knochenstoffwechsel und die Nerven-Muskel-Funktionen. Vitamin D erhöht die Calcium- und Phosphoraufnahme über den Darm. Es spielt auch eine Rolle bei der Zellreifung des Immunsystems. Vitamin D3 ist das im Menschen vorkommende Vitamin D. Es kann im Körper mit Hilfe von Sonnenlicht in der Haut gebildet werden.

Das Vitamin-D-System hat einen wesentlichen Anteil an der Regulierung des Calcium-Spiegels im Blut und ist für den Aufbau einer gesunden Knochenstruktur mitverantwortlich.

Da nur wenige natürliche Nahrungsmittel Vitamin D enthalten, ist ein Mangel weit verbreitet. Besonders herrscht er bei Osteoporose-Patienten vor. Ein Vitamin-D-Mangel erhöht das Risiko eines Knochenbruchs und verursacht Muskelschwäche. Patienten mit einem erhöhten Risiko für Osteoporose oder diejenigen, die diese Krankheit schon entwickelt haben, ziehen deutliche Vorteile aus einer Nahrungsergänzung mit Calcium und Vitamin D. Eine ausreichende Versorgung mit Calcium und Vitamin D sind höchstwichtig für die Osteoporosetherapie.

Risikofaktoren für Vitamin D-Mangel

- Autoimmunkrankheiten, wie z. B. Multiple Sklerose, Morbus Crohn, Diabetes mellitus Typ 1, systemischer Lupus erythematodes
- Hautkrankheiten wie Schuppenflechte
- Infektionskrankheiten
- Bluthochdruck
- Schwangerschaft
- mangelndes Sonnenlicht

Anwendung

- Osteoporose
- Risiko für Osteoporose
- Schwangerschaft

Zubereitungsformen

- Tabletten

Dosierung

Frauen mit Osteoporose sollten mindestens 1200-1500 mg Calcium täglich in Kombination mit 400 IU Vitamin D zu sich nehmen. Dies ist auch begleitend zu anderen Osteoporosemedikamenten empfehlenswert.

Nebenwirkungen/ Risiken

- psychische Symptome, Bewusstseinsstörungen
- Übelkeit, Erbrechen, Appetitlosigkeit
- Herzrthymusstörungen bei zuviel Calcium
- Nierensteinbildung
- Verkalkung des Gewebes

Vitamin D wird in der Regel gut vertragen.

Wechselwirkungen mit anderen Medikamenten

- mit bestimmten Wassertabletten (Benzothiadiazine)

Vorsicht bei/ Anwendungsbeschränkungen

- einem erhöhten Calciumspiegel

In welchen Nahrungsmitteln kommt Vitamin D vor?

Nur wenige Nahrungsmittel enthalten Vitamin D. Hauptsächlich kommt es in Fettfischen vor oder wird den Lebensmitteln als Nahrungsergänzungsmittel zugefügt.

Diese Lebensmittel enthalten folgende Mengen an Vitamin D pro 100g (1 µg entspricht 40 IE):

Lebertran	330 µg
Hering	31 µg
Lachs	16 µg
Sardine	7,05 µg
Kalbsfleisch	3,8 µg
Leber (Rind)	1,7 µg

❀	Leber (Geflügel)	1,3 µg
❀	Kabeljau	1,3 µg
❀	Sahne	1,1 µg
❀	Kuhmilch	0,08 µg

Wissenschaftliche Belege

In den meisten Studien konnten die Effekte von Calcium und Vitamin D nicht getrennt werden. In Kombination verbessern sie den Mineralgehalt der Knochen und verzögern den Knochverlust. Dadurch wird das Risiko für Knochenbrüche vermindert. Des Weiteren beugt Vitamin D auch Stürzen vor, indem es die Muskelkoordination verbessert.

Vitamin E - Tocopherol

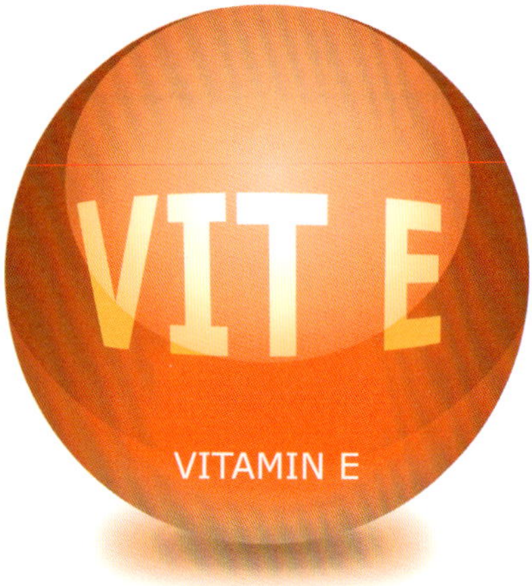

Vitamin E ist Bestandteil aller Körperzellen, wird jedoch vom Menschen nicht selbst gebildet und muss daher mit der Nahrung aufgenommen werden. Eine seiner wichtigsten Eigenschaften ist seine antioxidative Wirkung auf die schädlichen freien Radikale. Freie Radikale sind Moleküle, die die Zellen angreifen und zerstören. Ein antioxidatives Mittel vermindert die zerstörerische Wirkung der freien Radikale (oxidativer Stress) und kann dadurch verursachte Erkrankungen vorbeugen. Frauen, die empfänglich für oxidativen Stress sind, haben wahrscheinlich ein höheres Risiko für Brustkrebs. Antioxidantien sind insbesondere in der Behandlung von Krebserkrankungen verbreitet. Vitamin E vermindert durch seine antioxidative Wirkung das Risiko für die Entstehung mancher Krebsarten. Zusätzlich hat es eine positive Auswirkung auf die Fruchtbarkeit.

Folgen einer Minderversorgung können folgende sein:

- trockene, faltige Haut
- Konzentrationsstörungen
- Leistungsschwäche, Müdigkeit
- Reizbarkeit
- schlecht heilende Wunden
- Begünstigung von Arteriosklerose

Anwendung

- Vitamin E Mangelzustände

Zubereitungsformen

- Dragees
- Kapseln

Dosierung

Die empfohlene Tagesdosis bei gesunden Erwachsenen ist: 12 mg für Frauen und 14 mg für Männer pro Tag. Schwangere und Stillende haben einen erhöhten Bedarf.

Nebenwirkungen/ Risiken

- Magen-Darm-Beschwerden
- bei längerer Einnahme kann das Schilddrüsenhormon gesenkt werden

Die Europäische Behörde für Lebensmittelsicherheit hat die Einnahme von 450 IU (= 300 mg) täglich als sicher definiert. Eine Menge, die ein gesunder Erwachsener lebenslang täglich verzehren kann, ohne dass gesundheitliche Risiken zu befürchten sind. Jedoch haben zwei große Forschungsanalysen eine erhöhte Sterblichkeit bei Dosierungen von mehr als 400 IU täglich festgestellt.

Wechselwirkungen mit anderen Medikamenten

- Wirkungsminderung bei gleichzeitiger Eiseneinnahme
- gelegentlich Anti-Vitamin-K Wirkung bei gleichzeitiger Einnahme von gerinnungshemmenden Medikamenten

In welchen Nahrungsmitteln kommt Vitamin E vor?

Vitamin E kommt vor allem in Getreide, Nüssen und Pflanzenölen vor. Bei den Ölen sind es vor allem Keimöle und kaltgepresste Speiseöle in guter Qualität, die Vitamin E enthalten. Jedoch spielt die Nahrungsergänzung eine größere Rolle bei der Vitamin-E-Versorgung, als Nahrungsmittel selbst.

Diese Lebensmittel enthalten folgende Mengen an Vitamin E pro 100 g:

Weizenkeimöl	176 mg
Sonnenblumenöl	60 mg
Leinsamen	57 mg
Walnussöl	39 mg
Distelöl	29–45 mg
Sesamöl	28 mg
Haselnüsse	27 mg
Erdnussöl	25 mg
Rapskernöl	25 mg
Mandeln	25 mg
Rapsöl	20 mg
Sojaöl	17–25 mg
Olivenöl	12–40 mg
Schwarzwurzeln	6 mg
Leinöl	5,8 mg

Um die empfohlenen 12 mg Vitamin E täglich über Nahrung aufzunehmen, sind folgende Mengen des betreffenden Lebensmittels notwendig:

frische Himbeeren	1316 g
frisch gegarter Wirsingkohl	473 g
Sojawurst	318 g
gegarte Schwarzwurzel aus der Konserve	185 g
frische Haselnüsse	46 g
süße frische Mandeln	46 g
Sonnenblumenöl	18 g
Weizenkeimöl	7 g

Wissenschaftliche Belege

Fettstoffwechsel

Nahrungsergänzung mit Vitamin E verbessert den Fettstoffwechsel bei Östrogenmangel in Ratten.

Gedächtnis

Eine Nahrungsergänzung mit Vitamin E und C oder Soya-Isoflavonen kann vor Gedächtnisschwäche in den Wechseljahren schützen.

Hitzewallungen

Es gibt Hinweise, dass Vitamin E einen leichten Effekt bei Hitzewallungen hat. Eine Dosierung von 50-100 IU zeigt allerdings keine deutliche Wirkung. Erst bei Dosierungen von 800 IU Vitamin E täglich wird die Anzahl der Hitzewallungen leicht vermindert. Bitte beachten Sie den Warnhinweis unter ‚Nebenwirkungen', dass Forschungsanalysen eine erhöhte Sterblichkeitsrate bei Vitamin-E-Dosierungen von 400 IU festgestellt haben.

Herz-Kreislauf

Vitamin E vermindert das Risiko für Herz-Kreislauf-Erkrankungen und fördert die Durchblutung.

Nervensystem

Studien zeigen auf, dass Antioxidantien wie Vitamin E den Beginn der Alzheimer Erkrankung verzögern können.

Empfehlungen bei den individuellen Beschwerden

Hitzewallungen, Nachtschweiß

- ausgewogene Ernährung
- regelmäßiger Sport
- Traubensilberkerze, Rotklee
- Akupunktur
- Entspannungstechniken: Yoga oder autogenes Training; zur Unterstützung Baldrian, Passionsblume

Scheide, Sexualität

- ausgewogene Ernährung mit viel Soja
- Rotklee
- Akupunktur
- örtliche Behandlung mit einem Feuchtigkeitsgel, z.B. Multi-Gyn Gel auf der Basis von Aloe Barbadensis (in der Apotheke erhältlich)

Eine trockene Scheide lässt sich entweder örtlich behandeln oder über die Einnahme von passenden Heilmitteln. Wenn die oben genannten Maßnahmen nicht gewünschten Effekt haben, kann eine Östrogencreme weiterhelfen. Die vollständige Wiederherstellung der Scheidenhaut kann bis zu zwölf Monaten dauern, deshalb können Schmerzen beim Verkehr noch mehrere Monate nach Behandlungsbeginn andauern. Der Wirkungseintritt ist bei sexuell aktiven Frauen schneller! Beim Verkehr sollte immer ein Feuchtigkeitsgel verwendet werden.

Haut und Haare

- ausgewogene Ernährung beugt Haarausfall vor
- auf ausreichende Versorgung mit Eisen und Zink achten!
- Vitamin E

Eine vorzeitige Ergrauung des Haares ist ein frühes Zeichen von mangelhafter Ernährung. Östrogene helfen den Zellen der Haare und der Haut, Flüssigkeit zu speichern und sich zu erneuern. Sie sorgen für ausreichendes Kollagen, das für die Dicke und Elastizität der Haut verantwortlich ist. Rotklee hat ähnliche Effekte.

Knochen

- ausgewogene Ernährung
- ausreichende Versorgung mit Calcium und Vitamin D
- regelmäßige körperliche Bewegung
- Gewichtstraining

Verstopfung

- ausgewogene Ernährung mit reichlich Ballaststoffen, die in Obst und Gemüse enthalten sind
- Magnesium
- körperliche Bewegung
- Entspannungstechniken

Müdigkeit, Antriebslosigkeit, Leistungsabfall

- ausgewogene Ernährung
- auf ausreichende Versorgung mit Eisen achten!
- körperliche Bewegung
- Yoga

Gewichtszunahme

- körperliche Bewegung, Sport
- ausgewogene, kalorienarme Ernährung
- Akupunktur

Gelenk- und Muskelschmerzen

- Akupunktur
- Vitamin E
- Passionsblume
- Yoga

Stimmungsschwankungen, Angst, Unruhe, Depressionen

- Baldrian, Johanniskraut, Passionsblume
- ausgewogene Ernährung
- Körperliche Bewegung
- regelmäßiger Sport
- Entspannungstechniken

Literaturnachweis

Akhondzadeh S, Naghavi HR, Vazirian M, Shayeganpour A, Rashidi H, Khani M, Passionflower in the treatment of generalized anxiety: a pilot double-blind randomized controlled trial with oxazepam, J Clin Pharm Ther. 2001 Oct;26(5):363-7.

Alfhaily F, Ewies AA, Acupuncture in managing menopausal symptoms: hope or mirage? Climacteric. 2007 Oct;10(5):371-80.

Asgary S, Moshtaghian J, Naderi G, Fatahi Z, Hosseini M, Dashti G, Adibi S, Effects of dietary red clover on blood factors and cardiovascular fatty streak formation in hypercholesterolemic rabbits, Phytother Res. 2007 Aug;21(8):768-70.

Bai W, Black cohosh versus tibolone in menopause symptoms relief in Chinese women, Maturitas 54 (Suppl 1) (2006), 17-18.

Beck V, Rohr U, Jungbauer A, Phytoestrogens derived from red clover: an alternative to estrogen replacement therapy? J Steroid Biochem Mol Biol. 2005 Apr;94(5):499-518.

Bent S, Padula A, Moore D, Patterson M, Mehling W, Valerian for sleep: a systematic review and meta-analysis, Am J Med. 2006 Dec;119(12):1005-12.

Berdah J, What a healthy lifestyle stands for at the menopause: the role of the gynaecologist, Gynecol Obstet Fertil. 2007 Sep;35(9):785-90. Epub 2007 Aug 20.

Boblitz N, Efficacy, Effect and Safety of Cimicifuga racemosa in Gynecology, Dtsch Apoth Ztg 140 (24) (2000),107-114.

Booth NL, Piersen CE, Banuvar S, Geller SE, Shulman LP, Farnsworth NR, Clinical studies of red clover (Trifolium pratense) dietary supplements in menopause: a literature review, Menopause. 2006 Mar-Apr;13(2):251-64.

Borud EK, Alraek T, White A, Fonnebo V, Grimsgaard S, The effect of TCM acupuncture on hot flushes among menopausal women (ACUFLASH) study: a study protocol of an ongoing multi-centre randomised controlled clinical trial, BMC Complement Altern Med. 2007 Feb 26;7:6.

Briese V, Stammwitz U, Friede M, Henneicke-von Zepelin HH, Black cohosh with or without St. John‘s wort for symptom-specific climacteric treatment--results of a large-scale, controlled, observational study, Maturitas. 2007 Aug 20;57(4):405-14.

Butterweck V, Schmidt M, St. John‘s wort: role of active compounds for its mechanism of action and efficacy, Wien Med Wochenschr. 2007;157(13-14):356-61.

Carroll DG, Nonhormonal therapies for hot flashes in menopause, Am Fam Physician. 2006 Feb 1;73(3):457-64.

Cashman KD, Diet, nutrition, and bone health, J Nutr. 2007 Nov;137(11 Suppl):2507S-2512S.

Cassidy A, Albertazzi P, Lise Nielsen I, Hall W, Williamson G, Tetens I, Atkins S, Cross H, Manios Y, Wolk A, Steiner C, Branca F, Critical review of health effects of soyabean phytooestrogens in post-menopausal women, Proc Nutr Soc. 2006 Feb;65(1):76-92.

Cauffield JS, Forbes HJ, Dietary supplements used in the treatment of depression, anxiety, and sleep disorders, Lippincotts Prim Care Pract. 1999 May-Jun;3(3):290-304.

Cheema D, Coomarasamy A, El-Toukhy T, Non-hormonal therapy of post-menopausal vasomotor symptoms: a structured evidence-based review, Arch Gynecol Obstet. 2007 Nov;276(5):463-9. Epub 2007 Jun 26.

Christakos S, Dhawan P, Benn B, Porta A, Hediger M, Oh GT, Jeung EB, Zhong Y, Ajibade D, Chung DJ, Kim HY, Park KH, Jeong KA, Lee SK, Lee YI, Hur SE, Cho MS, Lee BS, Bai SW, Kim CM, Cho SH, Hwang JY, Park JH, Black cohosh and St. John's wort (GYNO-Plus) for climacteric symptoms, Yonsei Med J. 2007 Apr 30;48(2):289-94.

Coleta M, Batista MT, Campos MG, Carvalho R, Cotrim MD, Lima TC, Cunha AP, Neuropharmacological evaluation of the putative anxiolytic effects of Passiflora edulis Sims, its subfractions and flavonoid constituents, Phytother Res. 2006 Dec;20(12):1067-73.

Coon JT, Pittler MH, Ernst E, Trifolium pratense isoflavones in the treatment of menopausal hot flushes: a systematic review and meta-analysis, Phytomedicine. 2007 Feb;14(2-3):153-9.

Cranney A, Horsley T, O'Donnell S, Weiler H, Puil L, Ooi D, Atkinson S, Ward L, Moher D, Hanley D, Fang M, Yazdi F, Garritty C, Sampson M, Barrowman N, Tsertsvadze A, Mamaladze V, Effectiveness and safety of vitamin D in relation to bone health, Evid Rep Technol Assess (Full Rep). 2007 Aug;(158):1-235.

Dent SB, Peterson CT, Brace LD, Swain JH, Reddy MB, Hanson KB, Robinson JG, Alekel DL, Soy protein intake by perimenopausal women does not affect circulating lipids and lipoproteins or coagulation and fibrinolytic factors, J Nutr. 2001 Sep;131(9):2280-7.

Deng G, Vickers A, Yeung S, Cassileth B, Randomized, controlled trial of acupuncture for the treatment of hot flashes in breast cancer patients, J Clin Oncol. 2007 Dec 10;25(35):5584-90.

Dhawan K, Joshi S, Vitamin D: molecular mechanism of action, Ann N Y Acad Sci. 2007 Nov;1116:340-8.

Dhawan K, Dhawan S, Sharma A, Passiflora: a review update, J Ethnopharmacol. 2004 Sep;94(1):1-23.

Dhawan K, Kumar S, Sharma A, Aphrodisiac activity of methanol extract of leaves of Passiflora incarnata Linn in mice, Phytother Res. 2003 Apr;17(4):401-3.

Dhawan K, Kumar R, Kumar S, Sharma A, Correct Identification of Passiflora incarnata Linn., a Promising Herbal Anxiolytic and Sedative, J Med Food. 2001 Autumn;4(3):137-144.

Dhawan K, Kumar S, Sharma A, Anxiolytic activity of aerial and underground parts of Passiflora incarnate, Fitoterapia. 2001 Dec;72(8):922-6.

Dhawan K, Sharma A, Prevention of chronic alcohol and nicotine-induced azospermia, sterility and decreased libido, by a novel tri-substituted benzoflavone moiety from Passiflora incarnata Linneaus in healthy male rats, Life Sci. 2002 Nov 15;71(26):3059-69.

Dhawan K, Kumar S, Sharma A, Anti-anxiety studies on extracts of Passiflora incarnata Linneaus, J Ethnopharmacol. 2001 Dec;78(2-3):165-70.

Dietz BM, Mahady GB, Pauli GF, Farnsworth NR, Valerian extract and valerenic acid are partial agonists of the 5-HT5a receptor in vitro, Brain Res Mol Brain Res. 2005 Aug 18;138(2):191-7.

Emilien G, Beyreuther K, Masters CL, Maloteaux JM, Prospects for pharmacological intervention in Alzheimer disease, Arch Neurol. 2000 Apr;57(4):454-9.

Everitt AV, Hilmer SN, Brand-Miller JC, Jamieson HA, Truswell AS, Sharma AP, Mason RS, Morris BJ, Le Couteur DG, Dietary approaches that delay age-related diseases, Clin Interv Aging. 2006;1(1):11-31.

Ferreres F, Sousa C, Valentão P, Andrade PB, Seabra RM, Gil-Izquierdo A, New C-deoxyhexosyl flavones and antioxidant properties of Passiflora edulis leaf extract, J Agric Food Chem. 2007 Dec 12;55(25):10187-93. Epub 2007 Nov 15.

Filshie J, Bolton T, Browne D, Ashley S, Acupuncture and self acupuncture for long-term treatment of vasomotor symptoms in cancer patients--audit and treatment algorithm, Acupunct Med. 2005 Dec;23(4):171-80.

Geller SE, Studee L, Soy and red clover for mid-life and aging, Climacteric. 2006 Aug;9(4):245-63.

Geller SE, Studee L, Botanical and dietary supplements for menopausal symptoms: what works, what does not, J Womens Health (Larchmt). 2005 Sep;14(7):634-49.

Gupta G, Aronow WS, Treatment of postmenopausal osteoporosis, Compr Ther. 2007 Fall;33(3):114-9.

Hadley S, Petry JJ, Valerian, Am Fam Physician. 2003 Apr 15;67(8):1755-8.

Haimov-Kochman R, Hochner-Celnikier D, Hot flashes revisited: pharmacological and herbal options for hot flashes management. What does the evidence tell us? Acta Obstet Gynecol Scand. 2005 Oct;84(10):972-9.

Hattesohl M, Feistel B, Sievers H, Lehnfeld R, Hegger M, Winterhoff H, Extracts of Valeriana officinalis L. s.l. show anxiolytic and antidepressant effects but neither sedative nor myorelaxant properties, Phytomedicine. 2008 Jan;15(1-2):2-15.

Henneicke-von Zepelin HH, Isopropanolic black cohosh extract and recurrence-free survival after breast cancer, Int J Clin Pharmacol Ther 45 (3) (2007),143-154.

Hidalgo LA, Chedraui PA, Morocho N, Ross S, San Miguel G, The effect of red clover isoflavones on menopausal symptoms, lipids and vaginal cytology in menopausal women: a randomized, double-blind, placebo-controlled study, Gynecol Endocrinol. 2005 Nov;21(5):257-64.

Hirschberg, An isopropanolic extract of black cohosh does not increase mammographic breast density or breast cell proliferation in postmenopausal women, Menopause 14 (1) (2007) 89-96.

Holick MF, Optimal vitamin d status for the prevention and treatment of osteoporosis, Drugs Aging. 2007;24(12):1017-29.

Huang MI, Nir Y, Chen B, Schnyer R, Manber R, A randomized controlled pilot study of acupuncture for postmenopausal hot flashes: effect on nocturnal hot flashes and sleep quality, Fertil Steril. 2006 Sep;86(3):700-10.

Iannuzzi A, Celentano E, Panico S, Galasso R, Covetti G, Sacchetti L, Zarrilli F, De Michele M, Rubba P, Dietary and circulating antioxidant vitamins in relation to carotid plaques in middle-aged women, Am J Clin Nutr. 2002 Sep;76(3):582-7.

Imhof M, Gocan A, Reithmayr F, Lipovac M, Schimitzek C, Chedraui P, Huber J, Effects of a red clover extract (MF11RCE) on endometrium and sex hormones in postmenopausal women, Maturitas. 2006 Aug 20;55(1):76-81.

Kasper S, Gastpar M, Müller WE, Volz HP, Dienel A, Kieser M, Möller HJ, Efficacy of St. John's wort extract WS((R)) 5570 in acute treatment of mild depression : A reanalysis of data from controlled clinical trials, Eur Arch Psychiatry Clin Neurosci. 2008 Feb;258(1):59-63. Epub 2007 Dec 14.

Kaufmann, Costa, Scharl, Die Gynäkologie, Springer Verlag

Katavic PL, Lamb K, Navarro H, Prisinzano TE, Flavonoids as opioid receptor ligands: identification and preliminary structure-activity relationships, J Nat Prod. 2007 Aug;70(8):1278-82.

Epub 2007 Aug 9.
Kraus B, Wolff H, Heilmann J, Elstner EF, Influence of Hypericum perforatum extract and its single compounds on amyloid-beta mediated toxicity in microglial cells, Life Sci. 2007 Aug 23;81(11):884-94. Epub 2007 Aug 2.

Krenn L, Passion Flower (Passiflora incarnata L.)--a reliable herbal sedative, Wien Med Wochenschr. 2002;152(15-16):404-6.

Laggner H, Schreier S, Hermann M, Exner M, Mühl A, Gmeiner BM, Kapiotis S, The main components of St John's Wort inhibit low-density lipoprotein atherogenic modification: a beneficial "side effect" of an OTC antidepressant drug? Free Radic Res. 2007 Feb;41(2):234-41.

Laurence G, Howes, JB, Knight DC, Isoflavone therapy for menopausal flushes: A systematic review and meta-analysis, Maturitas (2006)

Lethaby AE, Brown J, Marjoribanks J, Kronenberg F, Roberts H, Eden J, Phytoestrogens for vasomotor menopausal symptoms, Cochrane Database Syst Rev. 2007 Oct 17;(4):CD001395.

Leuner K, Kazanski V, Müller M, Essin K, Henke B, Gollasch M, Harteneck C, Müller WE, Hyperforin--a key constituent of St. John's wort specifically activates TRPC6 channels, FASEB J. 2007 Dec;21(14):4101-11.

Liske E, Hänggi W, Heneike-von-Zepelin HH, Boblitz N, Wüstenberg P, Rahlfs VW, Physiological Investigation of a Unique Extract of Black Cohosh (Cimicifugae racemosae rhizoma): A 6-Month Clinical Study Demonstrates No Systemic Estrogenic Effect, J.Wmoens Health (11), 2, 2002

Lolli LF, Sato CM, Romanini CV, Villas-Boas Lde B, Santos CA, de Oliveira RM, Possible involvement of GABA A-benzodiazepine receptor in the anxiolytic-like effect induced by Passiflora actinia extracts in mice, J Ethnopharmacol. 2007 May 4;111(2):308-14.

Low Dog T, Menopause: a review of botanical dietary supplements, Am J Med. 2005 Dec 19;118 Suppl 12B:98-108.

Lucas EA, Chen TY, Chai SC, Devareddy L, Juma S, Wei CI, Tripathi YB, Daggy BP, Hwang DF, Arjmandi BH, Effect of vitamin E on lipid parameters in ovariectomized rats, J Med Food. 2006 Spring;9(1):77-83.

Malva JO, Santos S, Macedo T, Neuroprotective properties of Valeriana officinalis extracts, Neurotox Res. 2004;6(2):131-40.

Miyasaka LS, Atallah AN, Soares BG, Valerian for anxiety disorders, Cochrane Database Syst Rev. 2006 Oct 18;(4):CD004515.

Miyasaka LS, Atallah AN, Soares BG, Passiflora for anxiety disorder, Cochrane Database Syst Rev. 2007 Jan 24;(1):CD004518.

Monteiro SC, Mattos CB, Scherer EB, Wyse AT, Supplementation with vitamins E plus C or soy isoflavones in ovariectomized rats: effect on the activities of Na(+), K (+)-ATPase and cholinesterases, Metab Brain Dis. 2007 Jun;22(2):156-71. Epub 2007 May 19.

Occhiuto F, Pasquale RD, Guglielmo G, Palumbo DR, Zangla G, Samperi S, Renzo A, Circosta C, Effects of phytoestrogenic isoflavones from red clover (Trifolium pratense L.) on experimental osteoporosis, Phytother Res. 2007 Feb;21(2):130-4.

Nachtigall LE, Baber RJ, Barentsen R, Durand N, Panay N, Pitkin J, Van den Weijer PHM, Wysocki S, Complemetary and Hormonal Therapy for vasomotor symptom relief: a conservative clinical approach, Women's Health, JCOG April (2006)

Nedstrand E, Wijma K, Wyon Y, Hammar M, Vasomotor symptoms decrease in women with breast cancer randomized to treatment with applied relaxation or electro-acupuncture: a preliminary study, Climacteric. 2005 Sep;8(3):243-50.

Nelson HD, Vesco KK, Haney E, Fu R, Nedrow A, Miller J, Nicolaidis C, Walker M, Humphrey L, Nonhormonal therapies for menopausal hot flashes: systematic review and meta-analysis, JAMA. 2006 May 3;295(17):2057-71.

Nir Y, Huang MI, Schnyer R, Chen B, Manber R, Acupuncture for postmenopausal hot flashes, Maturitas. 2007 Apr 20;56(4):383-95. Epub 2006 Dec 19.

Nissan HP, Lu J, Booth NL, Yamamura HI, Farnsworth NR, Wang ZJ, A red clover (Trifolium pratense) phase II clinical extract possesses opiate activity, J Ethnopharmacol. 2007 May 30;112(1):207-10. Epub 2007 Feb 11.

North American Menopause Society, Treatment of menopause-associated vasomotor symptoms: position statement of The North American Menopause Society, Menopause. 2004 Jan-Feb;11(1):11-33.

Pahlow M, Das große Buch der Heilpflanzen, GU Verlag

Panay N, Integrating phytoestrogens with prescription medicines—A conservative clinical approach to vasomotor symptom management, Maturitas (2007)

Pérez-López FR, Vitamin D and its implications for musculoskeletal health in women: an update, Maturitas. 2007 Oct 20;58(2):117-37. Epub 2007 Jun 29.

Piccinelli AL, Arana S, Caceres A, di Villa Bianca R, Sorrentino R, Rastrelli L, New lignans from the roots of Valeriana prionophylla with antioxidative and vasorelaxant activities, J Nat Prod. 2004 Jul;67(7):1135-40.

Powles T, Isoflavones and women's health, Breast Cancer Res. 2004;6(3):140-2.

Rasool AH, Rehman A, Wan Yusuf WN, Rahman AR, Vitamin E and its effect on arterial stiffness in postmenopausal women--a randomized controlled trial, Int J Clin Pharmacol Ther. 2003 Dec;41(12):587-92.

Rebbeck TR, Troxel AB, Norman S, Bunin GR, DeMichele A, Baumgarten M, Berlin M, Schinnar R, Strom BL, A retrospective case-control study of the use of hormone-related supplements and association with breast cancer, Int J Cancer. 2007 Apr 1;120(7):1523-8.

Regensteiner JG, Popylisen S, Bauer TA, Lindenfeld J, Gill E, Smith S, Oliver-Pickett CK, Reusch JE, Weil JV, Oral L-arginine and vitamins E and C improve endothelial function in women with type 2 diabetes, Vasc Med. 2003;8(3):169-75.

Reinhard-Hennch B, Strowitzki T, von Hagens C, Complementary and alternative therapies for climacteric symptoms, Gynakol Geburtshilfliche Rundsch. 2006;46(4):197-213.

Rizzoli R, Boonen S, Brandi ML, Burlet N, Delmas P, Reginster JY, The role of calcium and vitamin D in the management of osteoporosis, Bone. 2008 Feb;42(2):246-9. Epub 2007 Oct 22.

Rüfer CE, Kulling SE, Antioxidant activity of isoflavones and their major metabolites using different in vitro assays, J Agric Food Chem. 2006 Apr 19;54(8):2926-31.

Rush DN, Jones MW, Futrell DP, Futrell WR, McDowell JO, Ferreri SP, Evaluation of calcium and vitamin D supplementation in bisphosphonate therapy, J Am Pharm Assoc (2003). 2007 Nov-Dec;47(6):725-8.

Ryan PJ, Vitamin D therapy in clinical practice. One dose does not fit all, Int J Clin Pract. 2007 Nov;61(11):1894-9.

Saeed SA, Bloch RM, Antonacci DJ, Herbal and dietary supplements for treatment of anxiety disorders, Am Fam Physician. 2007 Aug 15;76(4):549-56.

Sosa S, Pace R, Bornancin A, Morazzoni P, Riva A, Tubaro A, Della Loggia R, Topical anti-inflammatory activity of extracts and compounds from Hypericum perforatum L, J Pharm Pharmacol. 2007 May;59(5):703-9.

Tang BM, Eslick GD, Nowson C, Smith C, Bensoussan A, Use of calcium or calcium in combination with vitamin D supplementation to prevent fractures and bone loss in people aged 50 years and older: a meta-analysis, Lancet. 2007 Aug 25;370(9588):657-66.

Tempfer CB, Bentz EK, Leodolter S, Tscherne G, Reuss F, Cross HS, Huber JC, Phytoestrogens in clinical practice: a review of the literature, Fertil Steril. 2007 Jun;87(6):1243-9.

Thompson Coon J, Pittler MH, Ernst E, Trifolium pratense isoflavones in the treatment of menopausal hot flushes: A systematic review and meta-analysis, Phytomedicine 14 (2007) 153–159

Trauner G, Khom S, Baburin I, Benedek B, Hering S, Kopp B, Modulation of GABAA Receptors by Valerian Extracts is Related to the Content of Valerenic Acid, Planta Med. 2008 Jan;74(1):19-24. Epub 2007 Dec 19.

Uebelhack R, Blohmer JU, Graubaum HJ, et al. Black cohosh and St. John's wort for climacteric complaints: a randomized trial, Obstet Gynecol 2006;107:247–55.

Walker G, de Valois B, Davies R, Young T, Maher J, Ear acupuncture for hot flushes--the perceptions of women with breast cancer, Complement Ther Clin Pract. 2007 Nov;13(4):250-7. Epub 2007 Aug 6.

Wang Y, Man Gho W, Chan FL, Chen S, Leung LK, The red clover (Trifolium pratense) isoflavone biochanin A inhibits aromatase activity and expression, Br J Nutr. 2008 Feb;99(2):303-10. Epub 2007 Aug 29.

Wilkins CH, Osteoporosis screening and risk management, Clin Interv Aging. 2007;2(3):389-94.

Wuttke W, Jarry H, Westphalen S, Christoffel V, Seidlová-Wuttke D, Phytoestrogens for hormone replacement therapy? J Steroid Biochem Mol Biol. 2002 Dec;83(1-5):133-47.

Wyon Y, Wijma K, Nedstrand E, Hammar M, A comparison of acupuncture and oral estradiol treatment of vasomotor symptoms in postmenopausal women, Climacteric. 2004 Jun;7(2):153-64.

Yaegashi Y, Onoda T, Tanno K, Kuribayashi T, Sakata K, Orimo H, Association of hip fracture incidence and intake of calcium, magnesium, vitamin D, and vitamin K, Eur J Epidemiol. 2008 Jan 24.

Yazdanpanah N, Zillikens MC, Rivadeneira F, de Jong R, Lindemans J, Uitterlinden AG, Pols HA, van Meurs JB, Effect of dietary B vitamins on BMD and risk of fracture in elderly men and women: the Rotterdam study, Bone. 2007 Dec;41(6):987-94. Epub 2007 Aug 17.

Zaborowska E, Brynhildsen J, Damberg S, Fredriksson M, Lindh-Astrand L, Nedstrand E, Wyon Y, Hammar M, Effects of acupuncture, applied relaxation, estrogens and placebo on hot flushes in postmenopausal women: an analysis of two prospective, parallel, randomized studies, Climacteric. 2007 Feb;10(1):38-45.

Ziaei S, Kazemnejad A, Zareai M, The effect of vitamin E on hot flashes in menopausal women, Gynecol Obstet Invest. 2007;64(4):204-7.